西園精神療法ゼミナール❷

力動的精神療法

西園昌久

中山書店

PSYCHOTHERAPY

はじめに

　本書は，西園精神療法ゼミナール①『精神療法入門』に続くものである．私が主宰している心理社会的精神医学研究所の事業のひとつとして，他の専門家の協力を得ながら主に若い精神科医を対象に「精神療法講座」を行っている．その内容は精神分析療法のみならず，森田療法，認知行動療法，集団精神療法，家族療法，子どもの精神療法，思春期障害の精神療法，からだと精神療法，精神療法と言葉，不安の脳機構，産業精神保健とリエゾン精神医学などが含まれている．精神科臨床に携わる人びとが基礎素養を体得するのを支援するのを目標にしたもので，直接的に，各種の精神療法専門家の養成を意図したものではない．開講してすでに11年が経過した．その講義ならびに討論内容を公刊することにしたのがこのシリーズである．本書はその2冊目となる．

　本書の題名『力動的精神療法』はDynamic Psychotherapyの訳である．簡単に「力動精神療法」ともいう．精神分析的に方向づけられた精神療法である．また，「力動的」というのは「精神力動的」とほぼ同義語で，S. フロイトの精神分析における学問としての特徴であるメタ心理学上の理解に基づくものである．すなわち，人間の思考，行動，精神症状を意識過程の現象としてとらえるだけでなく，無意識過程における心的葛藤，不安の防衛の産物として理解する視点である．そのような「力動的視点」に基づく精神療法が力動的精神療法である．

　厳密な意味で精神分析療法は，週3～4回，カウチ（寝椅子）を使い，自由連想法によってなされる治療法とされている．しかし，その原法をそのまま，広く，精神科領域に適用するのには制約がある．とはいえ，精神分析がこれまで明らかにしてきた理論や治療技法上の諸原則はきわめて貴重で有用である．そのような精神分析理論に方向づけられた精神

療法が「力動的精神療法」である．

　本書では，「力動的精神療法」を実践するに際して理解せねばならない「精神分析療法」の理論と技法を中心に論じた．その際，理解を助けるために，私自身が担当し治療を終え一定期間たった症例も引用させていただいた．また，連絡のとれる方には掲載の承諾をいただいた．ご協力に感謝したい．

　なお，中山書店編集部の方々には前回に引きつづき講義のテープ起こし，さらには講座の臨場感をだすのに構成の隅々までアイデアを出していただいた．あらためて感謝します．

　　2011年　　雪のちらつく成人式の日に　福岡で

西園昌久

CONTENTS

はじめに 3

Lesson 0 フロイトの時代から100年──
現在の精神分析のありかた 9

Lesson 1 治療同盟と治療構造 41

Lesson 2 治療の過程 65

Lesson 3 コミュニケーションと介入 129

Lesson 4 治療の終結と転帰 187

まとめ 207

文献 225
おわりに 230
索引 233

コーヒーブレイク

フロイトのパーソナリティ構造論　21
正直をめぐる文化的問題　29
シャンドール・フェレンツィとハンガリー出身の精神分析家たち　30
セクシャル・ミスコンタクト　52
精神分析との出会い　76
エディプス・コンプレックスの発見　84
精神分析の治療頻度　97
顕在夢と潜在夢　116
「行動化」と現場の理解　147
患者さんを受け止めるための訓練　184
ある精神医学者の精神分析治療理解　223

コラム

器官言語　24
疾病利得　25
ボーダーラインパーソナリティ障害の概念　48
洞察と喪の作業　191
自殺予防のための面接技法　218

力動的精神療法

Lesson 0

フロイトの時代から100年——
現在の精神分析のありかた

●フロイトによる精神分析の成立発展

　現代の精神分析は立場の違いから大きく4つに分類されうると思いますが，その話をする前に，復習の意味もこめて精神分析とは一体何かというところから話を進めます．

　今日はフロイト（S. Freud）の初期の頃の話から始めましょう．フロイトが精神分析という言葉を実際に使い始めたのは，ドラというヒステリー患者の症例を扱った『あるヒステリー患者の分析の断片』[12]（1905年）という論文の中です．ドラの治療は結果的に失敗に終わり，治療については後にさまざまな批判と非難さえ受けることになるのですが，それは後ほどお話しすることにします．

　この論文より前の1900年には『夢判断』[10]という，フロイトが非常に自信をもって出した論文があります．今日でも多くの影響力を与えている論文ですが，フロイトは，『夢判断』を出してしばらくは著作を控えていました．しかし，1905年にこの『夢判断』を臨床例で証明するために『あるヒステリー患者の分析の断片』を出すに至ります．

　ただし，精神分析への萌芽は，1895年にブロイエル（J. Breuer）と共同で発表した『ヒステリー研究』[9]の症例の中にすでに見ることができ

ます．その症例をご紹介しながら，フロイトによる精神分析の発展を見ていくことにしましょう．

序章としての『ヒステリー研究』[9] (1893 〜 1895)

　この論文集の中でフロイト自身が治療に携わったのは，＜エミーの症例＞＜ルーシーの症例＞＜カタリーナの症例＞＜エリザベートの症例＞の4症例です．

　当時，ブロイエルは催眠カタルシスという治療を行って，大きな反響を呼んでいました．フロイトも最初は研究者（神経学者）になろうとしていたものの，当時オーストリアはユダヤ人に対する偏見が非常に強く，また婚約して結婚しようとしていた時期でもあり，研究者として生活するのは難しい局面に立たされました．そこで催眠の勉強をして，ウィーン大学の生理学教室で先輩だったブロイエルのように，開業して神経症の治療をしようと考えたのです．

　ところが，実際に催眠療法を行ってみると，フロイトは催眠があまり上手でなかったようで，催眠にかからない人がいたり，催眠を嫌う人がいたりしたことで悩むんですね．

　＜エミーの症例＞では，フロイトは催眠がなかなかかからないものだから，前額法といって，患者さんをカウチ（寝椅子）に寝かせ額の上に手を当てて「今浮かんでいることを正直に話しなさい」という方法を用いました．ところがエミーは，「せっかく私が話そうとするのを先生が中断させるから話ができない」と，抗議をする．

　その体験がフロイトにとって一つの大きな契機になったんですね．話を中断しないで聞いたらどうなるだろうと．それが後々自由連想法につながっていくのです．

　次の＜ルーシーの症例＞は，後の「解釈」とか「洞察」といった精神分析技法の本質になるものに示唆を与えたケースです．ルーシーは嗅覚

に障害を起こしたヒステリー患者です．ある工場主の家に2人の娘の家庭教師として住み込んでいた若い女性で，その工場主の奥さんはすでに病気で亡くなっていました．そういう状況だったので，工場主（雇い主）は，考えるところがあってルーシーと個人的に2人きりで会うということを極力避けていたんですね．

　ところが，あるときたまたまその工場主はゆっくりルーシーと話したいということで，彼女を部屋に呼び，あなたのおかげで2人の子どもは問題なく，性質もよく成長していると，心を込めてルーシーに感謝したのです．ルーシーに感謝しながら工場主はしばらく黙って1点を見つめていたという．このときルーシーは錯覚するわけですね．この人は私に対して良い感情をもっていると．後にこの工場主から愛の告白があるだろうと期待するんですが，待っていても何もない．もう諦めようと思ったなかで，嗅覚を失うという症状が出てきた．それでフロイトのところに治療に来たのです．

　フロイトは催眠や前額法などを行っていろいろ治療したうえで，ルーシーに次のように言うのです．あなたが工場主と会ったとき，工場主があなたに感謝すると言って1点をしばらく見つめて黙っていたのは，あなたに愛の告白をしようと思っていたのではなく，亡くなった奥さんを思い出していたのではないだろうかと．

　これはルーシーにとってはかなり失礼と思える介入です．しかしその後，ルーシーは少し落ち込むのですが，しばらく経つと，非常に元気になってやってきた．フロイトが，これは工場主からプロポーズされたのかなと錯覚するほど，彼女は明るかった．

　ルーシーが言うには，先生がおっしゃるようにあのときの工場主の行動は確かに奥さんを思い出していたのだろうと思います．その点は私も認めざるを得ません．しかし，私が彼を好きになるということは自由であっていいはずだ．それに気づいたら私は気持ちが晴れたんです，と．これが＜ルーシーの症例＞です．

　フロイトのその介入は後に「解釈」といわれるもので，フロイトの精

神分析の特質でもあります．真実を伝えるということに通じます．真実の上に立って介入するということをフロイトは一生貫いたのですが，それは患者にとってかなりつらいことに直面させられることです．その真実を受け入れなければならないときに，ルーシーは，確かにそうだが，私が彼を好きになることもまた自由でしょう，ということを言ったんですね．このように失った事実を受け入れることを「モーニングワーク（悲哀の仕事）」あるいは「喪の作業」といいます．悲しいけれど現実を受け入れようという気持ちになることです．これはずっと後にフロイトが『悲哀とメランコリー』[18]（1917年）の論文で「悲哀の仕事」と論じたテーマですが＜ルーシーの症例＞にはその萌芽がみられるのです．

　次の＜カタリーナの症例＞というのは，まだ18歳ぐらいのヒステリー患者の記録です．フロイトは夏休みにある山荘に保養に出かける習慣があったのですが，宿泊先の山荘の女主人から娘のカタリーナに呼吸困難を伴った不安発作と怖い顔でにらまれる幻覚症状があるから診て欲しいと頼まれます．そこでカタリーナに話を聞くと，(経営者一族の)カタリーナが山荘で働いているときに，いるはずの叔父がいないのでいとこに聞くと，いとこは「おじさんはその小屋にいるよ」と言った．そこでその小屋をのぞきに行ったら，中で叔父が別のいとこと性行為をしていた．彼女はそれを目撃する．それからヒステリー症状が起きるようになったことが明らかになりました．
　フロイトはそれを聞きながら，あなたは子どものときにその叔父さんから，そういう性的ないたずらをされたのではない？　とたずねます．すると，カタリーナはそれを思い出したのです．
　フロイトはこの症例の中で，発症の契機となった現在の体験は，それが同種の古い体験と重なったときに心的外傷の意味づけがおきて神経症を発症させると説明しています．これを事後性と名づけました．なお，フロイトは1924年にこの論文の追加として，"叔父"としていたのは実の父親だったと記載しています．

＜エリザベートの症例＞は，3人姉妹の末妹の話です．結婚してとても幸せだった2番目のお姉さんが，病気になって亡くなるのですが，そのとき彼女は，これでかねてから自分が秘かに思いを寄せていた義兄と結婚できると思った．そういう罪意識で病気になったと，フロイトは説明しています．この神経症の前にも，エリザベートはボーイフレンドから言い寄られ，右足の強い痛みを訴えているのですが，これはボーイフレンドとの失恋体験が外傷体験となってヒステリーになったと，当初フロイトは理解をしていました．けれど，実際はそんな単純なことではなく，そういう義兄に対する思慕を隠していたことが病気になる大きな力だったと説明しています．真の発症の原因を隠して比較的に心の負担にならない出来事を思い出す心の働きのあることを明らかにしたのです．それを隠蔽記憶と名づけました．

　これらの症例から，フロイトはさまざまな示唆を得ます．ヒステリー症状は異性との関係，性的な関係が関係しているらしいこと．心的外傷になるような古い体験が思い出されないまま，その後に同種の心的外傷の体験をすると，そこで神経症が発症することがあること．あるいは両親の性行為の目撃（原光景）が心的外傷になること．それらは催眠誘導が困難であり，誘導できたとしても効果は一時的であることなどを『ヒステリー研究』の中に書いています．そして，いよいよ催眠を捨てて，自由連想法に入っていくのです．

　自由連想法というのはカウチ（寝椅子）に患者が横たわり，治療者は患者の後ろの椅子に座り，患者から治療者は見えないが，治療者からは患者が見える位置で，患者は「頭に浮かぶことをかくすことなく何でも報告する」というやり方の面接法です．精神分析治療を成り立たせる基本規則と呼ばれます．ただ今日ではフロイトのパターナリズムの時代とちがって，「頭に浮かぶことを自由に話してください」と告げ，患者の自主性を尊重するように変化しています．

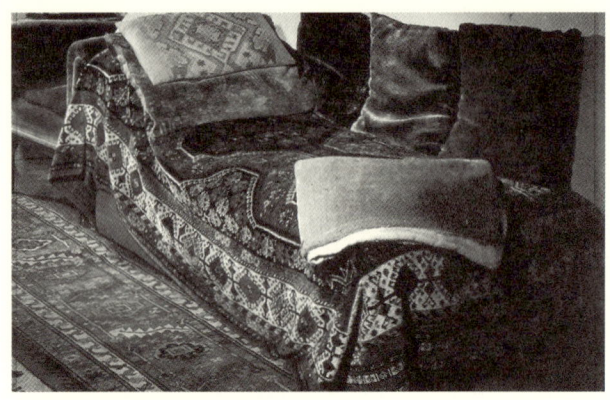

フロイトが実際に使ったカウチ（寝椅子）
（ウィーン・フロイト博物館）

『あるヒステリー患者の分析の断片』[12)]（1905）

　　　　フロイトの自由連想法の最初のケースが，『あるヒステリー患者の分析の断片』という論文名で発表した＜ドラの症例＞です．ところが，この症例を発表して，後々フロイトは多くの人から批判されることになります．批判というより非難です．フロイト自身もこの論文を公表することにかなりのためらいがあったといわれています．しかし，1900年に発表した『夢判断』で，夢には意味があり，その意味を明らかにする方法を編み出したので，それを臨床例にあてはめる企てとして，この症例を発表したのです．

　　しかし，治療としては失敗し，後に反治療的でさえあるとの批判を受けたのです．というのは，フロイトはこの時期まで，「転移」の意味を十分には明らかにしていなかった．それが大きな原因となって，治療的にはうまくいかなかったのです．少し長くなりますが，ここでドラの症例を紹介しましょう．

■ドラの症例

　　ドラは18歳．知的で魅力的な顔立ちの女性に成長しましたが，不機嫌と性格変化がみられるようになります．ある日，机の中から自殺をほのめかす

手紙が出てきたことで，彼女の父親がフロイトのもとへ連れてきました．彼女には失神発作，呼吸困難，咳，失声，片頭痛，不機嫌，交際ぎらい，倦怠感，こうした多彩な症状があり，ヒステリーと診断されます．

　父親は40代の工場経営者．母親は教養がなく，フロイトが「主婦精神病」とさえ表現した家事没頭型の人で，気持ちの問題を理解する人ではありませんでした．1歳半上の兄はひきこもり青年で，どちらかというと母親の味方．こうした家族の中でドラは才媛に育ちます．

　もともと活発な男の子のような少女でしたが，4,5歳まで指しゃぶりをし，ぜんそくを患い，7歳からしばらくはひどい夜尿があるなど，心身ともに問題をもっていました．

　12歳のときに片頭痛が起き，咳や失声も始まったので，16歳のときに初めてフロイトのところに連れて来られます．精神療法を提案しましたが，咳発作がおさまったため，本人が治療を拒否しました．17歳のとき，叔母の死後しばらく高熱が出て，虫垂炎と診断されます．この症状は後で問題となります．

　父親が病弱だったため一家で保養地に移住したのですが，その小都市で問題が起こります．隣家の別荘に滞在しているK家（夫と妻）と付き合いをするなかでK夫人と父親に恋愛関係が生じたのです．そうしたなかで，今度はドラが「2年前,散歩の途中でK氏から愛を告白された」と母親に打ち明ける．父親らがK氏を問い詰めるが，彼女の妄想と一蹴される．次に彼女は父親に対してK夫人との交際を絶つよう求めるが，拒否される．その後，ヒステリー症状が起こります．

　つまり隣家との心理的なもつれがドラの発病に関係したと考えられるわけです．ここで，治療上，非常に大事なことは，もともとフロイトはK氏と面識があり，ドラの父親をフロイトに紹介したのはK氏であること．K家とドラの家にはゴタゴタがあり，K夫人と父親の間にはなにがしかの関係があるらしいという状況の中で，フロイトに治療を求めてきた．ここに，治療の要である「中立性」が保たれていないという示唆があるわけです．それで，いったん治療はしないということになったのですが，父親の強い希望を本人も受

け入れて治療が始まります。

そこでドラをカウチ（寝椅子）につかせて、自由連想法を行いました。性的なことなどまだよく知らない18歳の若年者に、頭に浮かんでくることを何でもその通りに報告させるという行為は、一般に外傷的と考えられます。しかし、フロイトは科学で新しい学問を作ろうといきごんでいたので、そういう年頃の娘にも頭に浮かぶことすべてを報告させるといった治療法を正としました。

これはフロイトの大変な間違いではなかったのか、後にマホーニ[43]が『かわいそうなドラ』という論文の中で書いていますが、フロイトは30代の女性を扱うのと同じように18歳のこの女性を扱ったんですね。しかしフロイトは自由連想法をやってみると、本人にとってK氏との関係が性的外傷として作用していることがわかり、自分のヒステリー論を裏づけるものとなったと考えたのです。

14歳のとき、教会のお祭りの帰りにK氏はドラと2人きりになる機会をわざとつくって、突然、彼女を引き寄せて唇にキスをした。性的興奮を呼び起こす状況ですが、実際にはドラは激しい吐き気を催した。つまり、それはドラに男性への恐怖を体に記憶させる心的外傷になったとフロイトは考えます。その後、嘔吐、上体の圧迫感、婦人と親しくしている男性への恐怖が残ったのですが、いずれも性的興奮を抑圧するメカニズムだと理解されました。

K夫人との交際をやめない父親に対しては、激しい非難の気持ちがありました。父親がK夫人と交際するのを許しがたいと非難し、自分は父親たち2人が関係を続ける代償としてK氏に引き渡されていると考えたのです。そこでフロイトは、これをお父さんに対する嫉妬と解釈したんですね。あなたの父親に対する愛着は、早くから恋愛と同じ性質をもっていた。お母さんを排斥してお父さんと結婚したいという願望があるということをほのめかす。さらには、お父さんやいとこやK夫人が病気になるのをみて「疾病利得」を学び、それがヒステリーの発症に影響したと考えたのです。

また、「K夫人はパパが資産家だから愛しているにすぎない」というドラの

言葉をとらえて，父親はインポテンツだという意味が隠されているなど，性的な事柄へ結びつける治療操作をするわけです．父親への愛着，母親に代わって父親の看病をしてその愛を一身に受けていたのがK夫人の出現でその立場を失う．ドラの症例は，母親と対立して異性の親に近づくエディプス関係というものに着目する前触れとなるんですね．

そうした治療の中へ2つの夢が出てきます．先ほど言ったように，1900年の『夢判断』の臨床例として，ヒステリー症例の中で夢をどう理解したかということが問題提起されるのです．

[火事の夢]

「家の中が燃えています．パパが私のベッドの前に立ち，私を起こします．私は手早く衣服を身につけます．ママはまだ自分の宝石箱を持ち出そうとしていますが，パパは「お前の宝石箱のために私と2人の子どもが焼死するのはごめんだ」と言います．私は急いで階下に降り，家の外へ出たとたんに目が覚めました」

フロイトは，これは恋愛事件をめぐる父親と母親の対立が再現されていると解釈します．そして，その中に子どもを守ろうとする父親の態度が含まれていると指摘しました．

[ママの手紙の夢]

「私は見知らぬ町を散歩し，見慣れぬ街路や広場を眺めています．自分の住む家に帰ると，自分の部屋にママの手紙が置かれているのに気がつきます．その手紙には次のように書かれていました．

"私たち両親に無断で家を出たのでパパが病気になったことを，私はおまえに手紙で知らせたくなかった．でもパパが死んだ今，おまえが家に帰りたければ帰ってきても構いません"

そこで私は駅のほうへ行き，駅がどこにあるのか100回ほどたずねますが，私の得た答はいつも決まって5分ぐらいというものでした．

次に，私の前にはうっそうとした森が現れます．私はその中に入っていきます．そこで出会ったひとりの男にまた道をたずねます．彼はまだあと2時間半もかかると答えます．その男は道案内を申しでるのですが，私はそれを断りひとりで歩き続けます．駅が私の前に見えてきますが，どうしてもそこにたどりつけません．そのとき私は，夢のなかで先に進めなくなったときによく起こるような不安感に襲われます．

　次に私は自分の家にいます．この間私はおそらく汽車に乗っていたに違いないのですが，私には何の覚えもありません．私は門番小屋の中に入り，私たちの住まいについて門番にたずねます．女中がドアを開けて言います．ママも他の方々も，もう墓地にいっていますと」

　この夢に対し，フロイトは夢を分析するひとつの方法を提示しています．こういう夢を見たときに，いくつかに夢を区切って，それについての連想を，連想が果てるまで行う方法を編み出したのです．

　たとえば，この夢の中の＜見知らぬ街の風景＞を取り出して，それについての連想を求めた．ドラは「かつて交際していた男性からクリスマスプレゼントにもらった風景画を思い出し，この面接の前日に，親戚に見せるためにそのアルバムを捜した」ということを語る．これをフロイトは，ドラには結婚願望があると解釈する．

　＜見知らぬ街をさまよい歩く＞については，ドラは「かつて異国の街で画廊をたずね，聖母像を見たことを思い出した．また，（フロイトとの）面接前夜の親戚とのパーティで父が末永く健康であるようにとの祝辞を述べられたが，病身の父がいったいどれだけ生きていられるのかと思った」と語る．フロイトは，この中に父親への復讐空想が隠されていると解釈するわけです．

　＜夢の中の森＞についての連想で，ドラは「例の湖畔の森とも似ているが面接の前日にみた展覧会の絵の森に最もよく似ている」，「その絵の背景にはニンフが描かれている」と言う．

　フロイトは＜駅＞＜聖母像＞＜ニンフ＞＜森＞についての連想から，男性が女性器に挿し入ろうとする破瓜空想が隠されていると推測し，その結論

をドラに伝えます．

その解釈の後，ドラは忘れていた夢を思い出して追加します．

「（墓地からもどり）平静な気持ちで自分の部屋に上がっていき，私の机の上にある大きな本を読みます」

この夢については，「いとこが虫垂炎で危篤になった際，百科事典で虫垂炎の項目を見たことを思い出した」．フロイトのそれに対する解釈は，叔母の死後ドラが患った虫垂炎は実際にはヒステリー症状であり，K氏との出来事の後での出産空想が現れたのだというものでした．ドラに「K氏への愛情は終わったのでなく今日まで続いていたのです」と言ったところ，ドラは別段，反論しなかった．しかし，その夢分析を行った後に突然，ドラは来なくなり治療は3か月で中断します．だいぶ経った後にドラはもう一度フロイトのところへ来て治療を続けてほしいと頼みますが，フロイトは精神分析を受ける動機が十分ではないとして治療は再開されませんでした．

『あるヒステリー患者の分析の断片』は，無意識領域にある願望は夢に加工されて出てくるもので，ヒステリーの症状の中にもそうした性的な葛藤が込められていることを明らかにしようとした論文です．

つまりこの論文で，フロイトはヒステリーの症状形成と夢作業の共通性を論じました．また，病因としての心的外傷は子どものときの体験にあると強調．小児性欲論というものにも着目し，こうしてヒステリーの心的規制を解明しようとしたものの，まだ，十分には成長していない娘に，本人の同意をたしかめることもおろそかにして自己連想法を適用したことについて，後世に厳しい批判を受けました．この論文でフロイトはパイオニアとしてのつらい体験をしたわけです．精神療法を行う人は，一度はこのドラの症例を読んでおく必要があるでしょう．

フロイトによる精神分析の定義

フロイトは＜ドラの症例＞の失敗のあと，多くのことを学んだので

しょう．＜ネズミ男の症例＞といわれるケース[13]で大変な進歩を遂げていきます．そうした展開の中から，フロイトは1914年の『精神分析運動史』[16]という論文の中で，精神分析を次のように定義するのです．

精神分析は，
① 神経症の解明を目的として
② 「抵抗」と「転移」を足がかりに
③ 無意識の中に存在している性的発動力を突き止めるもの

さらに1926年の『制止，症状，不安』[23]という有名な論文の中で，防衛に注目して「不安」の重要性を説きます．神経症患者は状況に適応できない葛藤を処理しきれずに，危険のシグナルとしての不安を抱えている．そして定義の4番目の原則として，次のものを追加するのです．

④ 「不安」こそが，人間のパーソナリティを力動的に理解する中心的なもの

そして，フロイトはメタサイコロジーという言葉を新しくつくって精神分析理論の集大成を試みます．それはメタフィジックス（哲学）になぞらえたメタサイコロジー，意識心理学や正常心理学とは違い，無意識を問題にするサイコロジーという意味でメタサイコロジーと言ったのです．フロイトはもともと学者指向の人ですから理論体系つくりが気に入っていたのでしょう．彼のメタサイコロジーの内容もいくどか改変されながら発展しています．

メタサイコロジーの基本的見地は，① 局所論・構造論，② 力動論，③ 経済論，④ 発生（達）論，⑤ 適応論の5つです．

局所論とは，心には無意識と意識と前意識があるという理解ですが，これは後に，心はイド，自我，超自我で出来ているとする構造論に変わります．

力動論とは，心的現象は，心を形成するいくつもの力が働き合って生じる，症状もそのようないくつかの力の葛藤で表れるという見方です．

経済論は心的過程は緊張とその解放が示すように量的エネルギーの増減，均衡によって起きるという見方です．

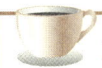 ## コーヒーブレイク　フロイトのパーソナリティ構造論

　フロイトはもともと生理学者であったため，目に見える形でのパーソナリティのモデルを考えました．

　こころには，それが活動（心的活動）するにふさわしいある仕かけ（心的装置）があると考え，はじめ，心的装置は，意識，思いだそうとすれば思いだせる前意識，思いだすことは危険，あるいは不安を起こすため抑圧されている無意識の3つの部分から成りたっているとされました（局所論）．ところが，その後の研究で，こころの働きという観点から局所論では十分でないことが明らかになりました．そこで，彼はイド（欲動の大貯蔵所），自我（執行機関），超自我（自我に対する検閲官のような役割）という3つの領域を想定しました．この第2のこころの局所論は構造論と呼ばれます．

　図はフロイト自身がそれらの関係を示したものです．ちなみに自我は主として，神経-筋肉系統の身体成長にかかわる遺伝的素質とともに環境との相互作用によって発達するものです．超自我は両親による禁止，懲罰によるおそれが内在化したもの，その最も中心的なものはエディプス・コンプレックスを引き継いだものとされています．超自我の働きは禁止，懲罰のおそれといったブレーキをかけるものですが，人のこころには期待や愛情に同一化する働きもあります．自我理想と呼ばれます．フロイトは超自我と自我理想との関係を必ずしも十分には明らかにしていません．ただ，超自我は無意識領域ばかりでなく，一部は，良心，自己観察，さらには理想形成のように意識-前意識領域にあるとしています．自我の一部も無意識領域に及んでいます．

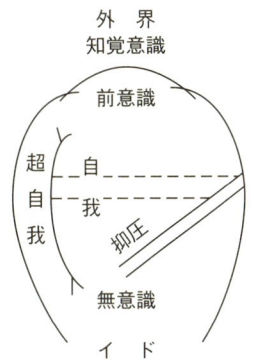

パーソナリティ構造
（フロイト：続精神分析入門，1933より）

　発生論では，子どものときに体験した事柄が後に大人になっても影響すると言っています．そして，子ども時代にも，ある一定の順序で欲動が発達していくという立場をとっています．

　適応論とは，社会や人間関係など，人をとりまく環境への適応という視点から心を観察しようとする立場です．神経症の発症も心の破綻から救うこころみ，つまり適応作用のあらわれと考えるのです．

こうしたメタサイコロジーもフロイトの一生の間に発展あるいは変化しています．フロイトは最初の頃は性的外傷体験を重視していたのですが，後に現実とかけ離れた無意識の願望が現実との狭間で起こす葛藤に注目し，幻想（ファンタジー）を重視するようになっていくのです．精神分析の幻想のことに触れるために，ここで私の昔の患者さんの例をあげたいと思います[47]．

> 41歳　Ａ子さん　主婦
> 主訴　アクビが止まらないアクビ発作　咳　肺気腫

　カウチを使って自由連想を週4回行ったのですが，ある回（180回目ごろ）の自由連想で，Ａ子さんは次のように連想します．
　「私はわかってもらえない．私は甘えたいのだ．満足したい．お母さんがいやだといっても，子どもには甘える権利があるはずです．お母さんを1週間カンヅメにして，いちばん先にお乳を吸う．のむ．お母さんが驚いても，気絶してもお乳をのむ」
　非常にサディスティックですね．
　「私は他のきょうだいのように甘えたい．赤ん坊のように息をつかず，チューッ，チューッと吸ってみたい．本当にのみたかったお乳，次々に弟や妹がのんでしまったお乳，私がまだお母ちゃんをものにしていないのにとられてしまったお乳，子どもには乳をのむ権利がある．先生に対しても甘えてよいはずだ」
　こうした本来，母親に求められ向けられていた欲求，感情あるいは態度が治療者に向けられるものを転移と言います．お母さんに対する感情が，治療者である私に転移してきているところです．
　「私は先生の患者なんです」
　Ａ子さんはこのように連想しながらカウチの上で唇を空吸いして，しきりに音をたてて，舌つづみを打ち，赤ん坊が両手，両足を同時に動かすのと同じようなしぐさをしました．これは対面法の面接ではできない

体験で，A子さんは感情をここで発散しているのだろうと思われます．ここのところが自由連想法のひとつの意味ですね．

　A子さんは会社員の次女として生まれますが，すぐ下に弟（長男）が生まれ，母親がこの弟を偏愛する．お母さんの愛を求めようと，弟と競争するのですが，それをお母さんから男みたいといって叱られて育ちます．一度でもよいからお母さんに褒められたいというのが，A子さんの小さいときからの念願でした．一方，お父さんは優しい人でした．
　A子さんは20歳すぎに近所で親孝行者と評判の青年と恋仲になり結婚．ところがまもなく，その夫が結核になって入院し，失業する．夫の両親は嫁まで養えないから離婚して欲しいと言い出し，彼女の懇願もむなしく，「親孝行させてくれ」という夫の一言で離婚して実家に帰ります．
　お母さんは世間体からお寺の代僧（雇われ僧）との再婚をすすめ，A子さんはこれに従って結婚します．ところが，夫は20歳以上も年上で病弱で収入も乏しかったため，しばしば実家で食料品などをもらって帰るという有様でした．A子さんは夫の身内から5歳の女の子を養女にし，懸命に家庭を築こうとしますが，それを見た母親が，将来性のない代僧と別れるよう強要し始めた．彼女は初めて母親に反発して保険会社の外交員として働き始めました．母親に強く反抗することで，ここに一つの葛藤が起きてきます．母への愛情希求を断念せねばならないのです．
　こうした心身の疲労状態が頂点に達したときに虫垂炎を患い，手術台の上で腰椎麻酔を受けた際，最初のアクビ発作を起こします．以来，それが何でもないときにまで起こるようになり，1時間半に及ぶアクビ発作を起こして挙句の果てに咳き込むという症状になり，方々の医師に診てもらったがよくならず，紹介されて私のところに来て精神分析を始めました．

　このアクビ発作は，先の自由連想や生活史と照らし合わせて，母親の愛を得たいという無意識的表現であり，象徴としての意味をもつ器官言

> **コラム　器官言語**
>
> 　神経症では，身体症状が象徴的意味をもつことがあります．精神分析の発達の初期にはその点が注目されました．特に転換ヒステリーの場合，よく失立，失歩，失声などの症状が生じますが，前2者は自立をめぐる葛藤，失声は会話をすることをめぐる葛藤からの逃避の意味から症状が理解されることがあります．このような考え方は転換ヒステリーばかりでなく，心身医学の発展にも力になって，心身症の症状発生の理論に応用されました．今では，症状から直接病状を形成した葛藤を翻訳できるとは単純に考えられてはいませんが，症状がコミュニケーションの意味をもっているという理解は広く支持されています．

　語です．A子さんが転換ヒステリーを患っていることは明白だろうと思われます．重要なことは治療中に口愛期（唇を通じて母親とかかわる生後1年くらいまでの時期）の赤ちゃんのような状態を演じていること．これは治療によってもたらされた退行です．そして連想の中で，母親に対する感情と治療者に対する感情を交錯させていること．これが転移といわれるものです．

　理想的には治療の中だけ転移を起こし，治療時間が終われば現実に戻ってくれることが望ましいのですが，実際にはそうはいかない．行動化が起こるわけです．

　A子さんは住まいが遠方で外来通院が不可能だったので，入院で治療を行いました．入院すると家庭的責任や社会的責任からまぬかれ，しかも看護されるという保護的環境になるため，過度に依存して第二次疾病利得が起こりやすい傾向があります．つまり，病気をしてある種の得をするということですね．そのため治りにくいといったこともあり，精神分析は本来，外来治療で行うべきものですが，この症例のようにやむを得ず入院治療を行う場合もあります．そうすると，治療中に起こる退行が治療面接外に及ぶ傾向があるんですね．

　実際，A子さんは約束の治療時間に姿を消して捜さないと出てこなかったり，猛烈な食欲が起こって1人分の食事では足りずに外出してい

る人の分まで断りなく食べていさかいを起こしたりし始めました．母親の乳を吸いたいという願望がこういう形で表れたのです．つまり愛情希求をめぐる葛藤が治療者との間で展開されたわけです．

このように本来，両親との間に起きた神経症が治療者との間に移り，治療者-患者関係のあり方で問題が起こるものを転移神経症と言います．治療セッションの中で自分の思いを言葉だけではなく行動で表すacting-inと治療セッション外で行動で表すacting-outがあわせて起こったわけです．acting-inというのは，唇を鳴らしたりする治療セッションの中での行動で，言葉だけでは足りずに行動で現わすもの．一方，治療セッション外でいろいろな発散をすることをacting-outと言います．

アクビ発作は，母親との愛情をめぐる葛藤に根ざしていることは確かでした．それによって甘え欲求，口愛期葛藤を露呈した．そして，それを私が解釈していったことでアクビ発作はなくなります．そして連想は次のように変わってきます．

「もう力まんでもよくなった．私の中に母が生きたのよ．もう恋しくなったらちゃんと母がいるもの」

このように母親像の変化が起きてきた後に，片言まじりの幼児言葉を使うようになりました．

「モウ，オチチノマンデモ，ネンネデキルヨウニナッタ」「チンチュク，チンチュク，シュジュメ（雀）ノコ，ウマレタトキハマルハダカ，シュ

コラム　疾病利得

神経症になるのは，その人が解決困難な葛藤から自らを守る手段の結果と考えられます．つまり，病気になることで不安から逃れることができているのです．ある種の利得があるのです．そのうえ，病気になることで，家庭的責任，あるいは社会的責任を求められることから免除されることが多くなります．前者を一次疾病利得，後者を二次疾病利得といいます．つまり，病気はなるべくしてなっているので，患者に「治りたい」という治療動機が一見あったとしても，内心には治ることに抵抗する力が無意識のうちに働いていることは考えていてよいことです．

ジュモッテコーイ，木兵衛サン，金タマオトシテ泥ダラケ」

と，治療中に歌をうたう．また，赤ちゃん言葉で，

「男ノコハオチンコチャントイウノニ，女ノコハメメコ（女性性器の方言）とイッテナゼワルイ，ネェー，シェンシェー（先生）」「チッチャイトキカラ，オジョウチャンデシュカ，オシイデスネトイワレタ」「ミコ（自分を呼ぶ愛称），オチンチンガナイノヤ，オチンチンガアッタラヨカロウ，アッタラ，ミンナミコヲミトメテ，ナントモイワナカッタノニ，オチンコチャンガナカッタラワルイミタイ，オテテデナンボサワッテモ，オチンコチャンハナイモン，オチンコチャン頂戴トイッテ神様ニタノンダノヨ，オチンコチャンガアッタラヨカロー，ソシタラコノママデ，オカアチャンガカワイガッテクレタノニ」

と連想しています．

これはフロイト流に言えば男根羨望というものですね．弟との姉弟葛藤はペニスがないことと関連していることを示唆している．ただ，フロイトの見解とは違って，男根羨望も親の態度と関係しているということです．連想では，これまでの口愛期の激しいサディスティックな欲求に変わって，ペニス羨望が現れてきました．口愛期の不満が男根羨望，さらにはエディプス・コンプレックスと強く関係していることが見えてきたということです．

このような連想を行った頃から，A子さんのアクビ発作は消失します．しかし，今度は新しい行動化が起こります．その頃，同じ病院に副睾丸結核のために去勢手術を受けて神経症になった10歳以上年下の青年が入院していましたが，この人に接近しはじめました．症状もよくなっているし，疾病利得についても一応理解したので，本人の同意のうえでA子さんには退院してもらいました．

その後，A子さんは自分の意志で僧侶である夫と離婚し，この青年と結婚します．一見，幸福な家庭を営みますが，あるとき，人工授精で子どもを生みたいと相談に来たことがありました．その頃はその技術がま

だ十分進んでなかったことと，治療後の不安定さもあったので，それは特に勧めませんでした．

　ところが，それから10年ほどたって，彼女がまた私のところへやってきました．夫も次第に成長して，これまでにない強い態度で彼女に迫るようになったが，そのときにアクビ発作がまた起きてきたというんですね．彼女にとって年若の夫は彼女が求めていたペニスであり，去勢手術を受けたことで同情して無意識に同一化していた．ところが，その夫が強くなって男性性を発揮し始めると，彼女のそういうコンプレックス，つまり女であることを認めがたい心性が揺り動かされた．それで神経症が起こったのだろうと，私は理解しました．Ａ子さんには，あなたが自分で女であることを認める，女性であることの幸せを認められるかどうかにすべてがかかっている，と指摘．彼女は「そうですね，私のそこは問題ですね」と言って再び安定を取り戻し，その後は幸福に暮らしています．

　Ａ子さんの治療後の再婚をめぐる心理は，心の検閲官である超自我が許す範囲ではありますが，ペニス羨望が，去勢手術を受けた年下の男性に同情し，彼と再婚し主体性を握るということで現実化して一応の社会生活が営めるようになったのだと理解できます．それは，治療によって口愛期の依存欲求をめぐる葛藤が処理されたことで自動的にエディプス・コンプレックスがゆるんだためと思われます．そのように，葛藤による口愛期への固執はエディプス・コンプレックスの形成を促進させる役割を果たしているのです．しかし，Ａ子さんの場合はエディプス・コンプレックスの処理が十分になされなかったので，一般常識から見ると偏りのあるかなり年下の生殖能力のない青年と結婚し，その男性のその後の変化に刺激され一時的に再発をみたのだろうと思われます．そして，ペニス羨望とエディプス・コンプレックスの解釈によって，彼女がこれまでの全人生の病理性を率直に洞察し健康になったことは，フロイトが述べているように神経症におけるエディプス・コンプレックスの重要性

を証明するものだろうと思われます．

こういうヒステリー症例では，自由連想をしていくと対面面接とは違った，その人のもつ深い幻想というものに触れることになります．現実の今の問題だけではなくて，子どものときからずっと自分が母親や父親との間で感じていた体験を取り戻したり，修正したりしたい．人間はそういう幻想をもっている．自分を大事にしたいという幻想をもっている．そういうものに応えるのが精神分析の役割なんですね．

一般に，自分はみんなから非常に大事にされる存在だというファンタジー（幻想）があります．子どものときからお母さんに大切にされたいという幻想をもっていて，それがこうありたいというイメージになって心の深いところにある．A子さんは葛藤のために，本人が求めている自分は自己実現できないまま閉ざされていた．幻想を明らかにしてあげて，自分はそういうことを悩んでいたんだということを頭ではなく心で洞察して納得し，最後は自分は自分であっていいと安心することで能動的に前に進むことができたわけです．

精神療法には，そういう幻想ではなく現実との適応を問題にすればいいという立場もありますが，こういう幻想を本当に理解してあげて自己実現を図る方法もある．A子さんがもっている，母親との間で体験した「閉ざされた自己」を解放してあげること，自分というものに気づかせること，そういう治療が私の考える精神分析なのです．

フロイトの治療論

今までお話ししたのは精神分析の理論ですが，精神分析を始めたフロイトの治療論として大切なことは「過去を正直に思い出すこと」なのです．カウチに横たわって，頭の中に浮かぶことをありのままに正直に話すことを自由連想法というのですが，これは時代とともに少し変化し，正直に思い出すことをそのまま言うことはつらい作業なので，今あなたがここで話したいと思うことを自由に話してくださいというふうに変

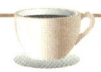 **コーヒーブレイク　正直をめぐる文化的問題**

　日本の文化に「正直に」ということが現れたのは，江戸時代の半ばぐらいからだという指摘があります．それまでの仏教などでも「正直に」などということはあまり言わなかったようです．かつて，高等学校で必須である歴史を教えないまま卒業させようとした問題で大騒ぎになったことがありました．学校で嘘が行われていたんですね．受験に手心を加えるため，教育委員会に偽りのカリキュラムを報告していた．学校は真理を教えるところです．しかし，新聞なども，受けなかった必須科目をどうするかというようなことを問題にするばかりで，嘘をついていたことを問題にしようとしない論調でした．嘘がまかり通る教育現場への驚きというものがない．そこに日本人のご都合主義，場合によっては嘘をついてもよいというところが出ているわけです．日本文化というのは，そういう西欧とは違った成長しきれない部分をもっているのだと思います．

わってきています．

　ここで大事なのは正直に話そうとしたときに，その「話しづらい」という事実を大事にしなければならないということ．話しづらいという態度，これをフロイトは「抵抗」と呼んだのです．それも話しづらいことを意識している場合と，意識していない，無意識に生じている場合があるのです．なぜ話しづらいのか，そこを問題にし，それを処理していくと，過去の親との関係の中で解決しなかった問題が治療者の中に繰り返されている．これを「転移」と呼んだのです．

　転移がおき，治療者との間で新しい体験をすると，過去の記憶がたぐり寄せられます．そして，転移の中で親に抱いていた思いと同じ思いを抱いたにもかかわらず，治療者との間でよい感情体験をした場合，今まで両親に対してネガティブな感情をもっていた患者さんが親のよい記憶をたぐり寄せる場合がある．現在の治療関係が過去の記憶を書き換えることもありうるのです．これはフロイトが小さい子どものときに受けてその意味がわからなかった外傷的体験が，長じて同種の体験をして初めて外傷的なものになることを「事後性」といったのですが，アメリカのモデル（A. Modell）[45]が，精神分析の治療中でも治療者と患者との間で

コーヒーブレイク　シャンドール・フェレンツィとハンガリー出身の精神分析家たち

　フェレンツィは1872年ハンガリー生まれの精神科医・精神分析家です．ウィーンで医学を修め，ブダペストに戻り医師として働いていました．フロイトの精神分析を知り，1908年にフロイトを訪ね，短期間でしたが訓練分析を受けるなどして，以後，ブダペストに戻り，終生フロイトを尊敬しつつ精神分析家として活躍しました．
　彼の最大の関心は治療であり，その点，新しい学問としての精神分析学の創立と発展を目標としたフロイトとはいささか肌合いが違っていました．この講義でも説明しましたように，治療効果を上げるために，はじめは「積極的治療」，その失敗の後では一転して「弛緩的治療」を試みました．そして，彼の後期の論文の中では「被分析者に私が用いる方法を"甘やかし"と呼んでも差し支えありません」「幼児期体験に遡及することで歩み寄りの感情が生まれて解消されるまで患者を一人にしません」「解決するまで夜も眠らない優しい母親のように振る舞うのです」と述べています．また，「治療過程の大部分は，患者が分析家（＝新しい父親）を彼の超自我のなかであまりにも大きな場所を占領してきた本当の父親の位置に置き，今からはこの分析的超自我とともに生きていくことにあります」とも記しています．さらに一時，患者にも治療者を分析する相互分析さえ試みていますが，これにはフロイトの警告もあり，フェレンツィ自身も行きすぎだったことに気づいて後は

の体験がそれと関連する内容の記憶をたぐり寄せるといっています．
　ただし，そういう操作の中で治療者は基本的には「中立性」を保つことが大切です．それは，患者さんに十分な理解を示す一方で，葛藤を起こしているどちらにも味方しない立場をとるということ．患者さんのほうは治療者を頼って依存的になったり攻撃的になったりするけれど，そういうときに共感しながらも距離を置いて患者さんの心の中に目を向ける．これを「逆転移のコントロール」といいます．逆転移とは，患者さんの感情に取り込まれて，治療者が感情的になって患者さんを嫌ったりその言動に反発を覚えたりすること．さらに，治療者と患者さんとの関係において禁欲規則，つまり治療外の個人的な付き合いはしないことも重要です．
　そういう状況の中で患者さんが自由連想で報告したある特別の事柄に

やめています．

　フェレンツィは当時，精神分析家の間で毀誉褒貶のいちじるしい人でしたが，今日の精神分析治療の鍵概念である「治療関係性」の重要性を発見した人でもあります．

　ハンガリー出身の精神分析家としては，修正感情体験論・心身症論のフランツ・アレキサンダー，アメリカに移住して多くの精神分析家を育てたシャンドール・ラド，人格発達を実証的に観察し分離−個体化論を唱えたマーガレット・マーラー，イギリスに渡り，土居健郎の「甘え理論」と類似する「一次愛」論と，治療において患者と分析家の調和的相互滲透的渾然体を主張したマイケル・バリントなどがいます．メラニー・クラインもブダペスト在住時代にフェレンツィに治療を受け，またすすめられて精神分析の世界に進みました．

　こうしたハンガリーの分析家たちに共通する考え方は，治療状況と治療関係の重視です．フェレンツィの影響とともに，ハンガリーのマジャール文化もまた無視できないと考えられます．（参考：『精神分析への最後の貢献―フェレンツィ後期著作集』Ferenczi S／森茂起，大塚紳一郎，長野真奈（訳）．東京：岩崎学術出版；2007）

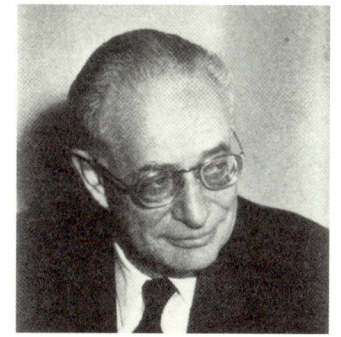

バリント

とらわれないで，自分も一緒に連想しながら平明な心で聞いていくということです．治療の目標としては，「イドあるところに自我をあらしめよ」とフロイトが言ったように，自分自身の主体性や合理性で自分の葛藤を解決する．これがフロイトの治療の目的です．

フェレンツィの治療的挑戦 [52]

　ところが，そうした中立的な態度では，患者さんたちがなかなかよい治療反応をしないということがいわれるようになりました．ここにフェレンツィ（S. Ferenczi）が現れます．

　フェレンツィはフロイトの下で勉強してハンガリーのブダペストに戻り，中立性を超えて積極的治療に取り組んだ人です．

最初は患者さんに対して禁欲の強制をしたんですね．夫婦だったら性生活を禁止し，トイレに行くのも1日何回までと制限する．しかし，その結果として出てきたのは治療者に対する怒りと憎しみでした．

　そこで今度は，弛緩療法といっていろいろなことを受け入れた．受け入れたら患者さんとの関係がたいへんよくなっていったんです．そこから相互分析，患者さんのほうも治療者を分析するという方法に向かっていった．今日，先生はご機嫌が悪いようだがどうしたのか，というようなことを患者さんにも話すようすすめる相互関係を築いたんです．それは行きすぎだとフロイトにいわれて，本人も気づいてやめることにしたのですが，それほどに治療者と患者との関係を大事にしたのです．

　このフェレンツィの治療的挑戦は，未熟ではあるもののたいへん意義のある実験でした．それが今日の対象関係論に大きな影響を与えたのです．対象関係論というのは，フロイトの欲動論を超えて，パーソナリティの発達では生後，母親ならびに父親との関係，治療では治療者との関係性を重視する考え方のことです．フロイトの精神分析は一者心理学といって，治療者の介入を助言とうけとめて，患者さんが自分自身で自分の心を観察し，他方，治療者は中立性をもってそれを見守るもの．それに対して，この相互分析は相互関係を大事にする二者心理学です．これは後の対象関係論や自己心理学，あるいは関係性をより大事にする間主観性精神分析の出発点になりました．

●アーブラハムの躁うつ病，強迫神経症論

　フロイトの弟子でベルリンに精神分析研究所をつくったアーブラハム（K. Abraham）[1]は，もとは精神科医です．出発が精神科医ですから，神経症ばかりでなく精神病に対する精神療法に関心をもっていました．特に躁うつ病，今日の双極性障害の精神分析に興味をもち，躁うつ病が強迫神経症と共通する部分があることに着目し，躁うつ病と強迫神経症の治療に精神分析を取り入れます．

そうした治療をしていると，患者さんが相手への思いを体で反応することがある．彼はフロイトのリビドー，すなわち欲動の出生後からの発達，すなわち口愛期，肛門期，男根期，性器期の発達段階を参考にし，これらの段階とリビドーの退行・固着との関係を考察して精神疾患発症の仮説を立てました．アーブラハムは後に対象関係論の創始者といわれています．

新しい精神分析の模索

フェレンツィとアーブラハムはフロイトからの進歩あるいは脱却を図るひとつの試みを行ったわけですが，こうした歴史的な流れの中で新しい精神分析への模索が始まります．

フロイトが亡くなったのは1939年．精神分析の歴史をだいたい100年とすると，『夢判断』（1900年）の少し前から第二次世界大戦が終わる1945年までの前半50年はフロイト理論が主流．そして，第二次世界大戦後にフロイトから新しい精神分析へとその流れを変えていきます．

攻撃性への注目

そこでまず起こったのが，攻撃性への着目です．うらみや羨望といったネガティブな心性への関心．皆さんは「死の本能」という言葉を聞かれたことがあると思いますが，これはフロイトが1920年に書いた『快感原則の彼岸』[20]という論文の中に出てきます．人間の心の中には快感を求めて不快なことを避ける働き（快感原則）がある．生後，成長するにつれて現実に照らし判断し行動することが求められ，快感原則は現実原則へ変わっていく．それまでのフロイトの人間理解はそのようだったのです．ところが，人の心には快感原則にあてはまらない心理があるということを書いたのがこの論文です．

その中で，人間には破壊欲や攻撃欲といった本能があると指摘したのです．それにはやはり第一次世界大戦の影響がないとは言えないでしょ

う．同大戦中フロイトの息子は兵士として戦線にあって連絡がとれず，フロイトの住んでいるウィーンの町も物資が欠乏し，フロイトは暖房のない部屋で寒さに震えながら原稿を書いていたといわれます．人間のもつ攻撃性を考えずにはおれない状況だったと思えます．フロイトは，そうした攻撃欲を防衛するためには存在感を確認しなければならないと考えました．この論文の中に，孫がフロイトのところにやってきて糸車を机の下にボーンと隠して「いないいない」，また引っ張り出して「いた」というのを繰り返したというエピソードが出てきます．人間の心の中には破壊と再建に対する欲求があるという考察につながるわけです．それまでは人の心の中の破壊や攻撃といった心理に関心をもつ人はいなかったのですが，その論文が発表されてから，その攻撃欲を特に重要だと思うグループが出てきます．

その先鋒がイギリスに渡り大きな一派をなしたメラニー・クライン（M. Klein）です．もともとはウィーンの人ですが，フェレンツィに訓練を受けた後にアーブラハムのところで研究をした女性精神分析家です．彼女は子どもの遊戯療法（プレイセラピー）を通じて，治療者の直感を磨いていく．クライン派は攻撃性やうらみや羨望といったネガティブな感情とこれと反対の感謝の感情とで，フロイトの破壊と再建に通

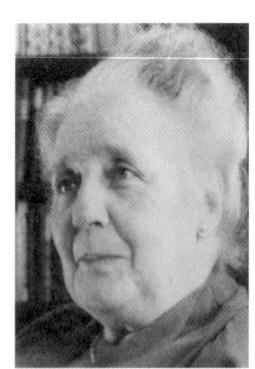

メラニー・クライン

じる理論をつくりあげました．このクライン派精神分析は，今，世界で一番勢いのあるグループです．

しかし，クラインがあまりに攻撃性だけを強調したため，クライン派の中から次に少し立場の異なるビオン（W.R. Bion）[2,32,64]が登場します．ビオンはインド生まれのイギリス人で，仏教の諦観と通じる考え方をもっていました．

彼の考えでは，死以外に保証できるものが何もない究極的現実（O）を防衛するために，人間は愛（L）を求めたり，憎しみ（H）を生み出

したりする．あるいは死ぬことで自分というものを感じようとする．また，知ること（K）を求める．精神分析の目標は（L）や（H）を満足させることではなく（K）を満足させることにあると説いています．こういう存在の危機的状況を治療するときは，治療者の「収納」（不安を治療者−患者関係の中に包み込んであげること）が重要だとビオンは言っています．日本でもビオン流の精神分析を行う人が非常に増えています．

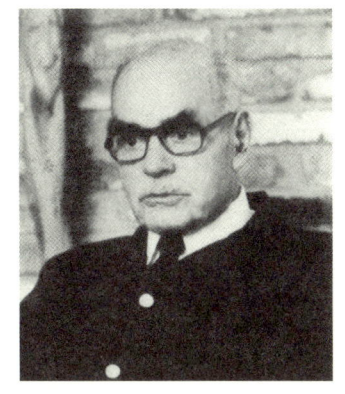

ビオン

　なお，さきほど「破壊性」という話が出てきましたが，破壊衝動，破壊の欲望というのは，相手にも自分にも向く，そういう「ゼロ」にしてしまおうという衝動のことです．

相互性への関心，対象関係論の登場

　次に登場するのが，相互性を非常に大切にする考えを主張するグループです．相互性や関係性を重要なものとし，攻撃というのは最初から存在するものではなく，関係性が満たされないときに二次的反応として発現するのだという立場をとります．

　甘えやしがみつきに注目し，子どもには母親の傍で安心して遊んだり自分の創造性を発揮したりするのを保証する空間（可能性空間）が必要であるとする．そのスペースの中で母親が共感すると子どもは安心する．精神分析の治療でも，治療者と患者さんがどう理解し合ったかということが重要なのであり，強制したり介入したりせずに，カウチ（寝椅子）というスペースの中で患者さんが自分を自由に語り，自分に気づくことが大切なのだと言っています．私がよく言う「聴き入る」ということですね．患者さんの話に聴き入るというのは，患者さんが自由に自分を体験するスペースをつくってあげることなんです．この考え方を「対象関

現在の精神分析のありかた　35

係論」といいます．フロイトも対象という言葉を使っていますが，その場合，欲動を満足させる相手としての対象で，欲動が中心なのです．ところがイギリスの精神分析家の間から対象を求める欲求こそ人間の基本的欲求であり，生後からの対象関係こそパーソナリティ発達の大きな要因という考えが生じました．そうした考えを対象関係論といいます．この対

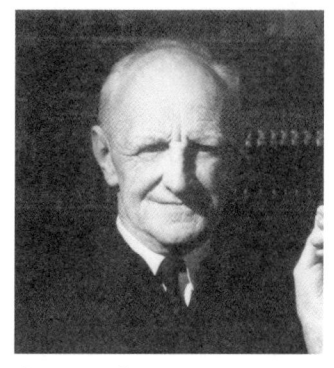

ウィニコット

象関係論の立場ではフロイトのエディプス・コンプレックスよりも生後間もなくからの母子関係を重視します．

　クライン派の理論も対象関係論と呼ばれますが，このウィニコット（D. Winnicott）[68]らのグループは，より鮮明な対象関係論を打ち出しています．同じく患者さんと治療者との関係を重視し，治療における「共感」に注目したのがアメリカのコフート（H. Kohut）で，彼は古典派から脱却した自己心理学という精神分析を創始します．

　さらにアメリカでも間主観性，つまり出会った当事者と患者さんが理解し合うということを重視するグループが出てきます．

治療者-患者関係，間主観性精神分析

　最近では治療者-患者関係が重視され，フロイト以来の治療者の守るべきものといわれた中立性から相互性尊重へと変わってきています．フロイトは過去の「あのとき」自分はどうしたとか，「あそこで」（then and there）どうだったということを大事にしましたが，それが今では，治療者と「ここで，今」（here and now）患者さんが何を体験しているか，今，治療者との間で何を大事にしているかを重視するというふうに変わってきているのです．これまで私は，患者さんの「今」解決したいこと，「今」膠着している問題，そういうものに関心を向けることが治療のうえで大切だと説明してきましたが，現代の精神分析は「あのとき，

あそこで」から「ここで，今」に変わってきたと言っていいでしょう．

その1つの学問的な立場が間主観性精神分析．この考え方を提唱しているのがオグデン（T. H. Ogden）やストロロウ（R. Stolorow）です．

自我心理学，現代葛藤理論

現代の4つの精神分析というのは，先のクライン派のグループとウィニコットの対象関係グループ，それにアメリカのコフートに始まる自己心理学，オグデンやストロロウの間主観性精神分析のグループ，さらに4つ目がアメリカにおける自我心理学から発展した「現代葛藤理論」のグループです．自我心理学はフロイトが到達した自我重視の考えを娘のアンナ・フロイト（Anna Freud）らが引き継いだ精神分析のグループで，古典派の正統を継ぐ精神分析として有名です．しかし，強い自我を対象にした自我心理学は，やがて弱い自我を支えることに重きを置く考え方へシフトしていくことになりました．

Q&A

[Q] 死の本能という考え方は現在の精神分析でも肯定されているのですか？

[西園] 多くの議論がありますね．大きく分ければクライニアンは積極的に肯定している．ウィニコット派は現実の満足が得られないから二次的にそうなるのだと言っています．ただ，宗教とは別に，人間にとって死をどう理解するかは大きい問題ですね．

[Q] ボーダーラインの人では特にそうしたことを扱うことが多いと思うのですが，クラインの立場に立つ場合とウィニコットの立場に立つ場合では患者さんへのアプローチが違ってきますか？

[西園] 違いますね．ウィニコット派の場合は，抱きかかえようとして話を聞き，抱え込むスペースをつくることを重要視します．ところが，クライニアンは解釈で患者さんに自分の攻撃性と直面化させる．そういう違いがある

んですね．ですから，クライニアンの場合は理論としては非常に鮮やかで，治療的に成果が上がった人はものすごくよく治っている．けれど，それはかなり限定されたケースということになるでしょう．

[Q] クラインのアプローチでいくか，ウィニコットのアプローチでいくかというのは，患者さんによって使い分けたほうがいいんでしょうか？

[西園] 治療者でクライニアンの理論に憧れてクライニアンになった人と，ウィニコットに惹かれてそのグループに入った人とではそもそも出発が違いますね．使い分けるといっても，トレーニングの面などでそううまくいくかどうか．先ほど言ったビオンは「収納」を重視して両派の中間をいこうとした人ですが，そうした影響もあって，両派は使い分けるというほど両極にあるわけではない．現代クライニアンはウィニコットに近づいてきているというのが現状だと思います．強いて両者の区別をあげれば，クライン派は患者の心のより内面を重視しウィニコットをはじめとする対象関係派は患者の心が働く場を重視するということでしょう．

現代精神分析の特徴

現在の精神分析に共通する特徴をあげてみましょう．

① 治療の対象が神経症から未熟で自己愛的な人格へ拡大してきたこと．

② フロイトのころは欲動，性欲動，攻撃欲動などを自我がどう防衛するかという，患者自身が心の中で自分の問題を解決するのを目標とする一者心理学．それが治療者と患者との間にどういう関係ができるのか，それが治療成果を左右するという二者心理学へと移ったこと．

③ 自然，治療場面で展開される「ここで，今」が重視されるようになったこと．先に，モデル（A. Modell）[45)]が「ここで，今」の関係の中で過去の記憶が修正される（事後性）と言っていることを説明した通りです．

④ 治療セッティングが非常に重要になり，治療関係を重視するよう

になってきたこと．この治療関係を"We"（私ども間）といいます．治療者と患者の"We-ness"です．

⑤ 治療者と患者との無意識的コミュニケーションを重視すること．これは逆転移の新しい理解につながります．逆転移とは，患者に個人的な感情でもって反応すること．人間ですから，治療者のほうも未解決な個人的感情というのをもっているわけですね．フロイトの時代には，そういう個人的感情はコントロールすべきものだといわれていた．ところが最近では，そういう個人的感情が誘発されたことを治療者は察知して，それを手掛かりに患者が求めている心を理解することが大切とされています．治療者自身が患者にある感情をおしつけられていると思ったときあるいは患者に怒りを覚えたとき，そのような感情を起こさせる患者の心の中には何があるんだろうと考えてみるのです．逆転移をコントロールするだけでなく，逆転移を患者理解の一つの糸口にするということなんですね．ただし，治療者の感情も抑圧されて防衛してしまい，逆転移に気づかないこともあるため，修業段階では他の先生にスーパービジョンしてもらうことも必要です．韓国では，精神科専門医になるには日本の学会認定医とちがって医師法に規定された研修を受けねばならないことが国の法律で定められています．その中で精神療法は重視されて講義を聞くこと以外に精神療法のスーパービジョンを受けながら患者の治療を体験することが定められています．また，精神分析の専門家になるには自分自身が訓練分析を受けることが不可欠です．

また，精神療法をさかんに行う研究機関などでは，初心の治療者が患者さんと面接した後に非常に感情を揺さぶられ，医局に帰ってから患者さんへの聞くに堪えない悪口を言ったりすることがあります．そういう気持ちを自由に吐き出すために，自由に話を聞いてもらったり逆転移を指摘してもらえるようなスペース，それこそ治療者の可能性空間が訓練中には必要だと思います．

⑥ 人間のもつ悲劇性を開放すること．自己愛性人格やボーダーラインの患者は何度も何度も自己破壊につながる行為をして悲劇を演じま

す．そういう悲しみを解放するのに，精神分析は最も適した方法です．
　⑦ナルシシズム（自己愛）を肯定的に理解すること．自己愛性人格というのは，快感原則で動いている人たちです．愉快だからやる．不愉快なことは避ける．現実に基づいて行動する人ではない．こういうナルシシズムを病気ととらえるのではなく，抑圧せずに肯定的に昇華するにはどうしたらいいのかを考えて精神分析を行うのです．

なぜ，精神分析は変わりつつあるのか

　なぜ，精神分析が100年の間にこのように変わってきたのでしょうか．
　これはフロイトの精神分析が駄目になったということではないんです．フロイトの精神分析では無意識的罪ということが大きな関心だったのですが，第二次世界大戦という人類破滅のおそれを体験した人びとはその後，いろいろと価値観が変化し，たとえば，人権の主張を重視するようになりました．それには新しい対人関係の理念が必要です．しかしそれは容易なことではありません．その結果，今は罪よりも自分の存在不安，崩壊不安が大きくなっている時代です．フロイトが『快感原則の彼岸』[20]の中で人間の破壊性について書いていますが，それが強調されるようにもなった．精神分析を行う対象自体が変化してきたことが変遷への大きな要因となっているのです．人の心に大きな影響を与える時代精神があるのです．

Lesson 1

治療同盟と治療構造

●治療同盟へのプロセス

　精神科の外来には，さまざまな患者さんが受診してきます．

　治療者は，そこで患者さんに対して何回かの診断アセスメント（面接診断）を行い，精神医学的な診断をするとともに，どうしてその人が病気になったかといったような精神力動的な診断を行います．

　精神力動的あるいは力動的という言葉の意味は，本書の「はじめに」にも書きましたが，ここで簡単にくりかえします．伝統的精神医学が精神症状を記述しその特徴から精神疾患（障害）の診断分類を考えるのに対し，精神分析学では人間の思考，行動，精神症状あるいはパーソナリティを，現象ばかりでなく，それらが生じる無意識過程を想定して理解するところに特徴があります．その際，不安とその防御，不安をもたらす欲求の充足と禁止，愛情と攻撃性，意識することと無意識の抑圧など葛藤をめぐっての力関係が関わっていると考える，個人のこころの内的なことばかりでなく，家族関係，さらには治療者との関係も診断や治療に影響すると考えるのです．

　そのうえで，治療方法の提案をします．どういう面接をするか，といった提案をして，そういう約束に基づいて治療を行っていこうという同意

を得ます．これが「治療同盟」，または「作業同盟」といわれるものです．
　精神分析の用語は次第に臨床精神医学の治療の中でも使われていく傾向がありますが，今日お話しする「治療同盟」や「治療構造」も，一般精神医学の中で普通に使われ始めています．

　治療同盟は，無理やり連れて来られた患者さんなどとはなかなか成立しません．もちろん，その後の過程で自分から治療を受けたいと思ってくれるようになる場合もあるわけですから，そのような患者さんの場合もできるだけ「治療の約束」ができることが望ましいと思われます．
　かつて皆さんに診断アセスメントの話[54]をしたときに，カーンバーグ（O. F. Kernberg）[36]の構造的面接について話しましたが，このときの「構造」は今日のテーマの「治療構造」とは別の話です．
　構造的面接とは，「あなたは何を治したいのか」というあらかじめ決められた質問をし，その答え方によって患者さんの状態が神経症レベル，パーソナリティ障害レベル，精神病レベル，器質障害レベルの中のどのレベルにあるのかを明らかにしようとするものです．
　神経症の場合は，治したいということが比較的明確で，はっきり答える．パーソナリティ障害の場合は，あいまいでしばしば空想的であったりする．精神病レベルの場合は，治す必要があるようなことはないと否認したり，話のつじつまが合わないことがある．器質障害の場合は，こちらの質問すら理解しない場合がある．こうした特徴をあらかじめ用意された質問の順序で尋ねて障害の特徴を把握する方法です．

　さらにカーンバーグの構造的面接では，「もともとあなたは自分がどんな人だとお思いですか」と質問する．患者さんはその質問に対しては意外に答えてくれます．
　「あなたは一体どんな人ですか」と尋ねることは，実は精神療法に導入する1つの布石でもあるんですね．「どんな人間なんだろう…それが自分の病気と何か関係しているのだろうか」と，自分についての疑問を

もってもらう．精神療法を行うためには，患者さんに自分を知ろうとしてもらう動機づけが大事なのです．

　また，構造的面接では，面接の終わりに「今日お話ししたことについて，どう思われますか」とか，「まだお話しになっていないことがおありでしょうね」とか，そういうことを聞くことによって，自分を観察することを治療者が支えてあげるんです．どうしてこういうことを言うかというと，患者さんの訴えが単に不眠や憂うつなどの症状をとってほしいということであっても，その中に潜む原因を探る必要があるからなんですね．たとえば，対人関係がうまくいかない，自分を責めやすい，心が自由にならない，といった自分に対する疑問があると考えられる場合は，それを本人に気づかせるような方法で確かめるのです．精神療法は，自分に対するそういう疑問がある人の治療に適しています．

　他方，これからお話しする「治療構造」は，治療同盟や作業同盟をつくり上げ，治療面接を実践する方法論です．では，まず治療同盟をつくる1例として，非常に難しいケースをご紹介しましょう．

26歳　B子さん　独身女性

　B子さんは公務員の父親と専業主婦の母親の間に生まれた一人娘で，中学・高校の成績は上位でしたが，友人は少なく，その1，2の友人とも交際は長続きしなかったそうです．父親の職業に刺激されたためかある国立大学法学部に進学，弁護士を目指して司法試験の勉強を始めました．父親が法律関係の公務員だったこともあって，お父さんを喜ばせたい，あるいは乗り越えようとして法学部に入ったようです．

　司法試験を数回受けてやっと一次試験に合格できたのですが二次試験の前に不安発作を起こし，勉強が続けられなくなりました．そこで帰省するんですが，意欲をなくして何もする気が起こらず，両親に当たりちらし，やがてパチンコに耽るようになりました．弁護士になろうと勤勉に勉強をしていた人がパチンコに耽る，この落差．同じ人間でもこうい

うふうに変化することがあるのです．

　B子さんは近くの精神科のクリニックに通い始めましたが，一向に治らない．挙句，パチンコ店で隣席した男性と意気投合して付き合うものの，自分のアンビシャスな過去を思い出すと空しくなって絶交を申し出る．そして，別れると寂しくなってまた会うということを繰り返す．

　次第に身近な人への怒りが起きてきて，無理解だと言って父親とは口もきかない．ただし，自傷行為はない．自分から望んでクリニックから紹介状をもらい，ある病院を受診しましたが，治療を断られます．そのとき，病院の先生が，「西園先生ならこういう患者は好きだろうな」と口にしたらしいんですね．それで，紆余曲折の末，最初のクリニックの先生に無理やり紹介状を書かせて，私のところにやってきました．

　こうした経緯から，B子さんには，空想で相手を支配する傾向があることがわかります．幻想と現実との区別があいまいになっているのです．そのような障害なり特徴は治療状況に持ち込まれるので，B子さんとの治療契約は，かなり慎重に行わなければならないのです．こういう患者さんには，治療はたいへんにすばらしいものでもなければ，また，捨てたものでもない，という気持ちを抱かせるようなアプローチが必要になってきます．

　B子さんの診断は，グリンカー（R. Grinker）の言う境界患者第1型（精神病境界）です．この場合の境界とは，神経症と精神病の境界（ボーダーライン）という意味です．

　B子さんを診て気づくことは，① 不適切な行動をする…パチンコ店で知り合った男性と寂しさを紛らわせるためだけに刹那的な付き合いをしたりすることです．② 対象関係や気分が不安定．③ 家族への激しい怒りがある．④ 自分中心主義で自己愛傾向がある．⑤ 強迫傾向や確認強迫がある．確認強迫とは何度も確かめることです．B子さんの場合は，いつになったら病気が治るのか，自分の病気の診断は何か，その診断に間違いないか，そういうことを何回も確認していました．⑥ 情緒表出

が乏しく和やかな表出がない.反応も一方的で細やかさに欠ける,といった特徴があります.

　全体を見ると,神経症とは違ったニュアンスの病理性をもっているのです.しかし,現実検討能力は一応保たれている.腹を立てているが,被害者的な判断をしているだけで,妄想が発展しているわけではない.周囲に起こっていることに対して一応注意はする.

　しかし,考え方が自分本位なんですね.周囲に対してこれまでのキャリアに見合った常識的な行動がとれない.ストレスがあると腹を立てて感情を爆発させる.自分の都合を優先させる.これらを精神分析では「一次過程」と呼んでいます.一次過程とは快感原則といって,楽しいことを求めて嫌なことを避ける思考過程のことで,赤ちゃんや子どものように,欲に動かされて行動する過程をいいます.「二次過程」とは現実に見合った判断,現実原則といいますが,それに基づいて思考,行動がなされることです.

　一次過程では,現実とのつながりが乏しくなって現実感覚がない.自己本位で感情発散優位.一次過程が働くということは,これは退行現象が強いということなんです.つまり,神経症を超えていると考えられる.

　それから,B子さんには自分についての適切な思慮,他者に対する配慮が欠如している.こうした思慮・配慮のことをメンタライゼーションと呼びます.相手が自分についてどのように感じているだろうか,自分は自分についてどう感じているだろうか,という思慮や配慮のことですがこれが欠けている.共感性も欠如している.お父さんやお母さんが心配しているのですが,それに対しての思いやりがない.被害感,失意に富んでいる.現実に対しては,開放的で子どもっぽく,社会の生産的な関係からひきこもってしまっている.ギャンブル依存でもある.B子さんの精神的特徴に関しては,このような描写ができるのです.

　では,こういう患者さんをどう治療するか.
　本来ならこういう患者さんに対しては,1回45分くらいの治療を週

2～3回行うべきところですが，遠距離からの通院の都合により，1回20～30分の治療を週1回行うことにしました．そして精神病レベルに近い不安があったので，新型抗精神病薬の投与も行うことにしました．

 B子さんには，治療への期待，私への期待の現実感覚を育てる必要がありました．B子さんには，先の病院の先生が「西園先生はあなたみたいな患者が好きだよね」と言ったことでファンタジーが起きている．私に会ったら，すぐ司法試験の準備ができるに違いないと思っていたのです．実際，私に「すぐ二次試験が受けられるようにしてください」という希望を述べ，父親のことも，「お父さんに注意して，私をちゃんと理解するように言ってほしい」と，私に期待する．

 それらに対しては，できることとできないことがある，すぐにはできないことを理解し合うようにしよう，と提案しました．

 それが，幻想と現実と区別する能力を身につけようということになるのです．こういうことから治療に入っていくと，治療同盟がつくりやすい．

 B子さんは一次過程の空想や幻想で生活している．つまり，毎日の生活では，パチンコをしたり，家でごろごろしたり，ボーイフレンドと遊んだりと，一貫性も希望もない生活をしています．ここで大事なのは，毎日の生活スタイルの問題を取り上げ，B子さんができないでいる生活上の適応に治療者が目を向けることです．すなわち治療者は「患者さんの生活に対する関心」をもつことがすすめられます．今，本当に彼女が困っていることに対して，治療者が目を向けてあげるのです．

 これを，「here & now（ここで，今）」といいます．そのように接すると治療者と患者さんとの間に「今」で何か余裕が出てくる．

 「今」安心する，「今の」生活で納得することを取り上げてあげる．こうした治療をしていくうちに，やがて不安発作が消失して私と語り合うことができるようになってきました．「心が落ち着く」段階に至ったのです．

 1年ぐらいして，B子さんは「自分が嫌です．今まで本来の自分を失っ

ていた．できるかどうかわからないけどゆっくりもう一度司法試験の勉強をしたいので元のクリニックで気長に治療したい」と言いだし，元のクリニックに戻っていきました．

グリンカーのボーダーライン

　ここでグリンカー[33]のボーダーライン（神経症と精神病の間に位置するパーソナリティ障害）の説明をしましょう．

　先ほど，B子さんをグリンカーのボーダーライン第1型（第1群）と診断したと言いましたが，グリンカーは，ボーダーラインを4型に分けました．

　第1群は精神病との境界．対人関係のジレンマを解決しようとして自閉的ひきこもりを起こす，精神病と非常に近い関係のあるボーダーラインです．他者との意味のある関係を自律することができず，ひきこもろうとする．他人と生産的な関係ができない．しばしば一過性精神病を発症することがあります．

　こういう患者さんには，フロム-ライヒマン（F. Fromm-Reichmann）の提唱する集中精神療法が適切と言っています．第1群は精神病の前段階というつもりで治療したほうがいい．B子さんのケースはこれに相当します．

　第2群は中核群ボーダーラインとも呼ばれています．これはDSM-Ⅳ（アメリカ精神医学会『精神疾患の診断・統計マニュアル（第4版）』）のボーダーラインとほぼ一致し，対人関係が非常に不安定です．他の人にかかわることなしには存在できないため，他人を自分の中に取り込むか，相手にしがみつくかの間で不安定な状態になる．この種のケースは精神分析的精神療法に適応すると述べています．

　第3群は「かのような」人格．これはドイチェ（H. Deutsch）[6]が名づけた"as if personality"と同じで，いつも他人に期待されるように振る舞う人格です．Aという人とかかわりをもったら，Aの好みに合うような態度をとる．Bと出会ったら，Bに合わせる．一貫性がなくて，相手

コラム　ボーダーラインパーソナリティ障害の概念

　ボーダーラインパーソナリティ障害は，DSM-Ⅳではパーソナリティ障害の1つと定義されています．ICD-10（国際疾病分類10版）では不安定な人格となっています．本来，ボーダーラインには考え方がいろいろあって，定義もまちまちでした．
　私が若い頃の理解では，統合失調症と神経症の区別がつかないものを指していました．やがてボーダーラインには，統合失調症の軽いものと神経症と区別がつけにくいものという2種類あることがわかってきて，第1次ボーダーライン研究は下火になっていったのです．
　ところが，1980年のDSM-Ⅲでボーダーライン・パーソナリティ・ディスオーダー（境界性人格障害）という概念が出てきます．人格の発達障害が起こり，思春期の頃から非常に不安定な人格になるというものです．
　DSM-Ⅲで定義されるに至るまでには，ボーダーラインについてのいろいろな議論が起きています．1つには，統合失調症と神経症の間のものをすべてボーダーラインと呼ぼうという考え方がある．カーンバーグはその代表で境界人格機構（ボーダーライン・パーソナリティ・オーガニゼーション）と呼んでいます．つまり非常に範囲が広い．ところが，先に説明したようにグリンカーが境界症候群を提唱し，4つの亜型があるとしています．
　ボーダーラインをよく見てみると，双極性障害とパーソナリティ障害とのボーダーラインがあったり，統合失調症の中に統合失調症とばかりは言えないボーダーラインがあったりします．中には社会病理性パーソナリティといって，犯罪を起こす型もある．2，3年前にアメリカの精神医学会で，そういう治りにくいボーダーラインのシンポジウムがありました．その中で社会病理性パーソナリティが紹介されていて，ストーカーもそこに含まれるといった報告がされました．また，かつて1960〜70年代に統合失調症と神経症との区別がつきにくい病態や神経症と思って精神療法を行っている過程で精神病症状が生じてくる場合がありました．それらを「境界例」と呼んでいたのです．当時，内因と心因との関係を確かめるとか，統合失調症に対する精神療法の可能性を開発するとかといった理由でたいへん関心を集めていました．このように，"ボーダーライン"には概念がいくつもあるということを知っておいてください．

次第で同一性がない．この群には認知的精神療法が適当だとしています．
　第4群は症状が非常に軽く神経症との境界にあるタイプ．このタイプの特徴は，自分を受け入れてくれそうな他人にしがみつき，自己中心的で，自分を責めることがない．抑うつ感情が強く，空しさと諦めの中に

身を置くことが多い．依存的か空しいかのどちらかという精神状態ですね．このタイプの中には，ヒステロデプレッションといって，うつ病とヒステリーが一緒になったようなケースもあります．

　神経症と精神病の間にある患者さんが外来に来たときには，DSMのボーダーラインと診断するとともに，このグリンカーの分類のどれに該当するかということを考えて診断することは参考になります．

　なお，ロイ・グリンカーはシカゴのマイケルリーズ病院の精神科主任を39年間勤める間に，シカゴ大学ならびにイリノイ大学と連携して精神科医の卒後研修と研究に精神医学と精神分析の統合をはかり，彼のもとからおよそ600名の教授が育ったといわれます．

Q&A

[Q] ストレス下で一次過程になって退行現象が起こると神経症を超えるとおっしゃっていましたが，退行現象があると神経症を超えていると考えていいでしょうか？

[西園] 退行現象もそうですが，一次過程が非常に優位になると神経症のレベルを超えて精神病に近くなるということです．神経症のレベルは，まだ現実吟味の能力が残されています．一次過程が優位になって快感原則が働き，それによって自分の年齢や職業や今置かれている立場で判断する能力が弱体化していると見えれば，神経症を超えていると言っていいでしょう．

[Q] まわりに精神科が少ないこともあって，精神科医である私に大きな期待を寄せる患者さんが多いのですが…．

[西園] ボーダーラインの患者さんは「ここに来たら治る」と，非常に理想化して来院することがありますね．それに対しては「あなたはずいぶん期待して来たんですね．治療というのは，そんなにうまくいくものではないかもしれませんよ」という話をする．「あなたが治療しようとすれば，私もあなたと一緒に歩くなり，伴走はするけれど，あなたが期待するほどすぐに治ると

は限らない．お話をもっと詳しく聞いて一緒に考えていきましょう」と，本人に自分を語らせる動機づけをする必要があります．

　また，ボーダーラインの患者さんはしばしば，話をし始めた瞬間，精神科医や治療を見下すような発言をすることがあります．先生は何もわかっていない，前の医者と一緒だと罵詈雑言を言いつのる．そういう「見下し」は実は自分の傷つきを防衛するためのもので，理想化と見下しがクルクル入れ変わります．そういう患者さんが来たときは，とにかく話を聞く姿勢が大切です．

[Q]　症例の治療の中で，毎日のライフスタイルなどについて話を聞くことで，やがて不安が消失したということですが，もう少し詳しく教えていただけますか？

[西園]　ライフスタイルについて聞くことで，現実感覚を取り戻すのを支えようとしたわけです．朝は何時に起きるのとか，朝からどんなことをしているのか，などを問われれば，自分で自己観察をするようになる．精神療法においては，そういう自己観察がとても大事なんです．「観察する自我」という言葉がありますが，その観察する自我と治療者が同盟を結ぶのです．

　だから，毎日の生活をレビューしてもらう．これは，観察する自我を引き出してあげることが目的なので，非難するような態度で聞いてはだめです．「夜眠れました？」「朝起きてから何をしましたか？」「楽しいことは何でしょうか？」といった生活の質問をされて抵抗する患者さんはあまりいません．それで健康になってくると，明日のことが頭に浮かぶようになる．健康な人はたいてい明日は何をしようと考えるでしょう．ところが，病的な人というのは，その場限りの行き当たりばったりの生活になっている．そういう生活では観察する自我が育たない．患者さんのライフスタイルを尋ねることで観察する自我を支え，生活に目を向けることで心の安定を見出していくわけなんですね．

[Q]　観察する自我を育てるうえで，患者さんに日記をつけさせることはありますか？

[西園]　私は日記をつけるように言うことはめったにありません．ただ，自

主的につけてくる人はいますのでそれは拒否しません．私の患者さんで，非常に性格が弱くて私と会って対面で話をすることに抵抗を感じており，絵日記を書いてきてそれを小道具にして面接に臨む人がいました．しかし，3，4か月来ているうちに次第に絵日記は持ってくるだけで使わなくなり，最後は持ってくることもなくなりました．

今は治療者と患者さんとの間の「ここで，今」の問題を取り扱って，自分が先生に理解してもらったとか，しゃべれたということを大事にするので，患者さんに日記を書いてもらうということは基本的にないのです．

治療同盟・作業同盟の考え方の歴史

フロイト

フロイトは治療者の"中立性"を重要と考えたとされていますが『ヒステリー研究』[9]の中で，「患者を協力者にする必要がある」と言っています．当時からそう認識していたことは確かです．そのためには，患者さんの個別性，つまり一人ひとりのユニークさを尊重する必要がある．そして，人には発達可能性というものがあり，そこに注目することが大切だと主張しています．

フロイトは後にいろいろと批判されますが，中立性を非常に大事にした人です．押しつけたり，批判したり，無理に支えたりして，患者さんと一体化してはいけない．本人の欲望に対して，それを無理に受け入れたりしない．個人的な付き合いをしない．そういう今日の禁欲規則を強調しました．

今日の関係性を大事にする人たちからは，この中立性は冷たい，力で押しつけていると批判されるようになる．確かにそういう点がないとは言えません．今はずいぶん変わってきていますが，当時はパターナリズムの時代ですから．

しかし，フロイトが中立性を主張したのは，患者の治療的動機を損ね

コーヒーブレイク　セクシャル・ミスコンタクト

　アメリカの統計によれば，精神科医や精神医療に携わる看護師・作業療法士と患者さんとの間に，性的な間違いがかなりの割合で起きているとのことです．精神科医に行ったアンケート調査では，患者さんとセクシャル・ミスコンタクトを起こした精神科医が16%もいました．

　メニンガー研究所でミスコンタクトを起こしやすい精神科医の特性を調べた結果，1番目は，まだ訓練を十分に受けていない，親切ではあるが患者さんを支配しようとする若い男性精神科医．精神療法を始めばかりのときに，そういうことが起こりやすいと指摘しています．2番目は，中年男性のスキゾイド傾向の精神科医．3番目は，親身になることが治療だと思っている女性精神科医．ミスコンタクトを起こした人たちはこうした特徴があると報告しています．

　なぜそういうことが起こるのか．精神療法の治療の特性もありますが，アメリカの患者さんには性的トラウマを受けた人が多いことも関係していると考えられます．今のアメリカでは子どもの頃に近親姦やレイプの犠牲者となる人が少なくないと報告されています．父親と娘の近親姦などは特にそうなのですが，そうした性的関係が子どもの頃から繰り返されると，加害者に対してアンビバレントな感情を抱きやすくなります．

　そういうボーダーラインやPTSDの患者さんは，寂しさあるいは自己喪失感から治療者に対して自分への好意を確認しようとして，性的な関係を求める傾向があります．治療中にしがみついたり，キスをしたり，ついには性的な関係に発展するのを求めたりする．治療者に対して性的な転移（性愛性転移）が起こるわけです．

ないためでもあった．患者さんに主体性をもたせようとしたのです．フロイトは患者さんが受け身的になることを非常に警戒しました．人間は受け身的立場に立たされることに対して反発する気持ちをもっている．本人が積極的に自分の意志で取り組もうとすることに必要以上の手助けをせず，本人の主体性を支えようとしたのです．

　中立性を保つことには，患者さんの依存に動かされて治療者が逆転移を起こさないようにする目的もあるのです．つまり，中立性のなかにも，後に呼ばれるところの治療同盟を確かなものにしようというフロイトの配慮があったといわれているわけです．

　個人的な付き合いをしないという禁欲規則にも行動化衝動を防ぐ狙い

があった.そういうことをあいまいにしていたら,患者さんは自分を語るのではなく,治療者と一緒に何か満足を求める行動を起こしかねない.特に,初期の頃は神経症の原因にはセックスの欲動をめぐる葛藤があるとされていたため,患者さんが治療者との間に性的な交際を期待するのを防ぐためにも禁欲規則が大事だと考えた.ある意味で冷たい考え方だと言えなくもありませんが,禁欲規則には患者さんの性的な行動化の衝動を防ぐ狙いもあるわけです.フロイトの中立性や禁欲規則はかなり批判されていますが,実は治療同盟や作業同盟の精神を守ることにつながっていたということです.

ただ,フロイトのこの考えは神経症レベルの話であり,時代が下って神経症以外の患者さんが多くなってくると,それだけでは対応できなくなってきます.

ステルバ

フロイトの時代を過ぎて,神経症に対してもっと治療効果を上げようとか,ボーダーラインやうつ病,精神病の治療をするようになると,中立性をもう少し柔軟にとらえようという動きが出てきました.中立性を保って患者さんに質問したり解釈したりするような,言葉の世界で患者さんの自我に働きかける技法だけでは治療が進みにくくなったのです.

そこで,患者さんと後の治療同盟のような関係性をもとうと言ったのが,リチャード・ステルバ(R. Sterba)[62]です.彼はフロイトの弟子で,患者さんの自我の中には「行動する自我」と「観察する自我」の二重構造があると言った人です.これは治療者にもあてはまることで,自分が何か行動すると同時にその行動を観察(内省)するということを意味します.なお,ステルバはわが国の精神分析家,古澤平作先生の訓練分析家でもあります.

「行動する自我」というのは,人に対する依存や憎しみや羨望といったもので行動する自我.たとえば,幸せな人がいたら自分の心が寂しくなって相手を非難するなど.それに対して「観察する自我」とは,そう

いう行動や心を客観的に見る自我のことです．

　精神療法家は，患者さんのそういう観察する自我をいつも注意して見ていなければいけない．観察する自我というのは，快感原則ではなく現実原則に基づいた自我なんですね．自分と他人との関係，自分と自分との関係，そういうものをちゃんと観察している自分です．

　たとえば，うつ病の患者さんが，「私はだめなんですよ」と言って嘆き悲しむ．これは行動する自我ですね．けれど，だめだと言ったあとで，自分はいつも失敗するんですよと言ったら，自分を観察する自我がそこにあるということなんです．そこに目を着けてあげて，「あなたはずいぶん自分についてよく考えてらっしゃるんですね」と応じれば，観察する自我と手を結ぶことができるわけです．

ゼッチェル

　「治療同盟」という言葉をつくったのはゼッチェル（E. R. Zetzel）[69]です．彼女は，『よいヒステリー』と題する論文の中で，ヒステリーを4種類に分類したことでも知られています．分類の中で最も精神分析に適応するのが「グッドヒステリー」で，これは治療者との間によい関係が結べ，自分を観察することができるタイプ．反対の「バッドヒステリー」は，破壊的な気持ちが次々と起きて不幸を繰り返し，しかも思考ではなく直情的な行動で解決しようとするタイプです．それら2つの間に病理性の程度のちがう2つのタイプがあるとしています．

　その論文の中で，ゼッチェルは「治療同盟」を提案します．治療者と現実の対象関係をもつことのできる，より成熟した自律的な自我機能を目指し，患者さんが現実原則を取り入れる重要性を説いたのです．

　快感原則と現実原則について少し復習してみましょう．快感原則とは，愉快なことや楽しいことを求めて不快なことを避けること．一番簡単な例は赤ちゃんです．大人でも一時的退行をしたときに快感原則で行動することがあります．お父さんが日曜日に子どもと一緒に遊園地に行くというのも，一時的に快感原則が働いているといえます．こうすると緊張

がほぐれてストレスが発散される．

　一方，年齢が2歳，3歳になると，親もわが子に年相応の期待をするようになる．現実原則とは，快感原則をあきらめて，こうした現実に基づいて行動しようとすること．現実を受け入れて自分で体験していくうちに，自分の中に自我ができていくのです．

　しかし，2つの原則の関係は非常に移ろいやすい．お母さんとの間にある種のコンプレックスやエディプス・コンプレックスがあったりすると，リアリティ・プリンシプル（現実原則）はうまく発展しません．ただ，人間は条件によってプレジャー（快感）意識が一時的に復活することがある．夫婦の間でセックスがあり，恋人同士で愛を確かめ合ったりすることの中には，プレジャー・プリンシプル（快感原則）が働いているわけです．一時的に，しかも部分的に退行してプレジャー・プリンシプルに戻ることは，人間の健康な側面でもあるんですね．

　プレジャー・プリンシプルがいつも優位で，リアリティ・プリンシプルに成長していかない人たちは病的です．ボーダーラインの人たちは，このプレジャー・プリンシプルを非常に強くもっていて，リアリティの部分を求めて行動することができにくい．つまり，健全な一時的退行ができないのです．それを妨げているのが異常なコンプレックスであると，ステルバやゼッチェルは言っています．

グリーンソン

　治療同盟をもっと治療の技術の中で発展させようと，「作業同盟」という言葉をつくったのが，マリリン・モンローのセラピストとしても有名なグリーンソン（R. Greenson）[30]です．彼は治療同盟という言葉を避けて，作業同盟という言葉を使い始めました．

　グリーンソンの考え方は少し厳しくて，「実際の生活で治療者は患者に何ひとつ満足を与えられないが（禁欲規則のことを彼はこう表現した），それでも患者は治療を続けていくようになる」ことを「作業同盟」と言いました．

グリーンソンは，作業同盟をつくるには，治療における本人の主体性が非常に重要だとした．彼は1970年代初頭に亡くなるのですが，その頃のアメリカの精神分析ではグリーンソンは新しい時代の旗手のような存在でした．しかしその後，そうした考え方は一挙に後退し，もう少し理解し合う必要があるという考え方が主流となります．

Q&A

[Q]　自分のことを言葉では理解していても，実際には行動が伴わない患者さんがいるのですが，どう対応したらいいでしょうか．

[西園]　そのようなときは，「あなたは自分ではこうしたいと思っていらっしゃるんですよね．しかし，実際はそのようにうまくいかなかった．その行動に移られたときのあなたの気持ちをよく話してみてくれませんか」と尋ねるといいです．治療の中でよく「行動化」というのが起こるんですが，大事なのはその行動化を見過ごさないこと．行動化とは言語化できない無意識の心的葛藤を行動で表現することです．ですから，治療的態度でそれをきちんとただすことが必要なんですね．たとえば，無断で治療を休んだりしたら，次に来たときに「この前おいでにならなかったけれど，何か事情があったんでしょう．それを話してみてくれませんか」と，とがめずに聞くことが大切です．

● いかに治療同盟をつくるか

　では，皆さんが患者さんとの間に約束をかわし，その患者さんがドロップアウトしないで自分を理解するために治療に通ってくる，そういう治療同盟は実際にどうしたらつくれるのか．

　① **一番大切なのは，患者さんに対して温かい関心と尊重の気持ちをもつこと．**

最近の患者さんは自分の存在感を確かめることを求め続けています．自分は周りから受け入れられるのか，と自己評価をたいへん気にしている．そこで，温かい関心と尊重の気持ちをもって「いらっしゃい，こんにちは」と毎回挨拶をするのです．「ここに来ていることを，先生もちゃんと尊敬の念をもって認めてくれている」．そう思ってもらうことが大事なんですね．

　言い換えると，患者さんにビオン[2,32,64]の言う究極的現実「O」を感じてもらうということ．「O」，つまり「オリジン」には始まりという意味もある．この「O」の解釈は非常に難しいのですが，仏教で言う「無」，ナッシングにもつながっています．「海洋感情」という言葉がありますが，これは風や波のない大海原に向かいあっているときに味わう，心が広がっていくような気持ちのこと．神の前に立ったときに自分を無にして神に包み込まれるような，そんな感覚ですね．「O」はそういうものと共通する．

　温かい挨拶で迎え入れるということは，患者さんに海洋感情に近い感覚を体験してもらうという意味があります．そうした心の琴線に触れる感覚を経験すると，自分に向き合おうという気持ちが湧いてくる．ビオンは，「人は真実に触れると成長する」と言っていますが，「O」を体験することは正直になるひとつの方法であり，ビオンのこの言葉を体現するきっかけになります．それが治療同盟をつくるうえで非常に重要になるわけです．

　② 面接の目標にふさわしい時間を，患者さんとの合意の上で取り決めること．

　そして，必ず面接の予約がされていて，その時間はあなたのためにとってあるということをきちんと伝える．それは患者さんを尊重することにつながります．面接の曜日，時刻はそのつど決めるのでなく，患者さんとの相談であらかじめ固定しておくのです．

　③ プライバシーを守ることが習慣化していること．

　ここでジレンマが起こるのですが，学問の進歩や教育のために学会で

症例研究を発表する際，外国の場合は患者さんに同意を得て発表するのがあたり前になってきていますが，日本の場合は「あなたのことを（匿名で）発表しますが，よろしいでしょうか」と本人の同意を得る人は，今はまだ多くありません．もちろん，その場合も十分プライバシーを守る配慮はされてはいます．しかし，わが国でも次第に変わっていくと思います．われわれはプロフェショナルとして，秘密を守ると言ったら必ずそれを守っていかなければならない．そういうことが守られてはじめて，治療者は負い目をもたずに患者さんと自由に接することができるのです．

④ **患者さんの態度・表情や非言語的な表現，そういう雰囲気を配慮して緊急なことが起きていないかどうかを知る努力をすること．**

また，実際に緊急なことがあったときにどうするかということも，あらかじめ決めておくことが大切です．

⑤ **患者さんの話に平明な気持ちで耳を傾けること．**

注目に値することを懸命に聞こうとするのではなく，心を開いて平明な気持ちで患者さんの話に耳を傾けることが大事なんですね．それを私は常々「聴き入る」と言っています．患者さんの真実なるものに触れようとする態度．治療者にもビオンの「O」が必要なわけです．そうして患者さんの話を聞きながら共感的理解，つまり，思いやりをもって理解しながら観察していくのです．

⑥ **言葉的介入が，干渉，警告，脅しにならないこと．**

したがって，言葉で介入するときは質問の形式をとる．「あなたはこうですよね」と押しつけるのではなく，「そのときあなたはどういう気持ちでいらっしゃったんでしょうか」と，尋ねてみる．つまり，答えはみんな患者さんがもっているという前提で．患者さんが答えるという形式を尊重します．

⑦ **患者さんの視線，表情，語調，四肢の動き，息づかい，ため息にも注目すること．**

ここでは精神療法家の直感がたいへん重要になります．いくら良い関

係の中で話をしても，患者さんは自由に話ができているとは限りません．不安があり抵抗があるわけです．本人は気づかなくても，その抵抗は視線や表情などに出てきます．対面法で面接をしている場合，下を向いて目をそらしたり，表情が暗くなったり，言葉が荒くなったり，四肢が震えていつの間にか机の足を握りしめていたり，息づかいが荒くなったり，ため息をついたり…こういうことに注目して，その人の中に何が起きているのかをイメージする必要があるのです．

⑧ **治療者は沈黙すること．**

あまりしゃべりすぎる治療者は治療同盟をつくりきれない．沈黙は金．治療者は聞き上手になったほうがよい．

⑨ **必要に応じて相づちを打ち，話を明確化すること．**

患者さんがあいまいなことや以前の話と食い違うことを言ったときは，質問して確かめます．これを明確化といいます．次に「あなたはそのとき，どう感じていらっしゃったのですか？」と，本人の気持ちを問いただす．これを「直面化」といいます．患者さんの観察自我がそこで働いてくる．それらの積み重ねのうえで「解釈」をする．「あなたはそのとき，お父さんに対して何かつらい思いをなさったんでしょうね．お父さんに対して恨みでも感じていましたか？」．こういうことが解釈です．解釈は最初から行うものではなく，「明確化」「直面化」「解釈」という連動の中で初めて意味をもってくるんです．

⑩ **「閉ざされた質問」と「開かれた質問」を使い分けること．**

閉ざされた質問とは，「イエス，ノー」で答える質問．開かれた質問とは，本人の意見を聞く形式の質問です．治療が進んできたら，閉ざされた質問はせず，なるべく開かれた質問をするようにします．

以上のことを大切にして面接すると，患者さんは治療者と一緒に走ろうという気持ちをもち，実際に走り続けてくれます．治療者は患者さんの話に聴き入る．バリント（M. Balint）[3]は「しみじみとした静かなハーモニー」といった雰囲気が患者さんと治療者との間に漂うことを特に奨

めています．

　治療者に侵入されたり，干渉されたり，拒否されたり，見下しされたりしない体験．治療者はつい「それはだめですよ」とか，「それはとらわれすぎですよ」などと言ってしまいがちですが，そういう逆転移が起こると治療同盟は損なわれていくんです．

　「しみじみとした静かなハーモニー」と言ったバリントは，ハンガリー出身で，ベルリンで訓練を受けた人ですが，ナチスドイツがヨーロッパを侵略した際にイギリスに亡命．精神分析でも大きな業績をあげました．イギリスの一般診療医に精神療法の面接訓練を行ったことでも有名です．

　バリントと考え方が近いのがウィニコット（D. W. Winnicott）[68]で，「抱える環境（ホールディング・エンベイロメント）」を提唱した人です．これは私がいつも言っていることですが，精神療法の状況と子どもを育てる母子関係とは非常に共通するところがあるんですね．

　特に，ウィニコットは，お母さんが子どもを抱えるようにして守ってくれる場所では子どもは思うまま遊んだり楽しんだり自由に振る舞ったりできる，と考えた．そして，こういう場所を「可能性空間（ポテンシャル・スペース）」と名づけ，患者さんが自由に話すことを許すスペースを精神療法の中でつくることを提唱します．ウィニコットははじめ小児科医でした．子どもの病気に母子関係が大きな影響を与えることを感じて精神分析の世界に進んだ人です．そうした動機が後の彼の学風にあらわれています．

　以前，＜ドラの症例＞について話をしましたが，フロイトはドラの連想から性的な内容を解釈し，3か月で治療は失敗する．フロイトに足りなかったのは，患者さんに語らせるスペースをもっていなかったことです．皆さんが患者さんの話を聞くときは，お母さんが子どもをじっと見守っているような，そういうスペースをつくってあげることが必要なんですね．

　治療同盟をつくるスペースは，ビオンの言う「O」，ナッシングにも

通じ，ビオンはそういう状況にある患者を収納（container/contained）して治療同盟をつくろうとしたのです．

治療構造

　　治療同盟を確かなものにするためには，治療構造を考える必要があります．治療同盟・作業同盟が関係性なら，治療構造はその関係性をより実現しやすいようにするための枠組みです．
　　「治療構造」は，小此木啓吾先生[55,56]というたいへん優秀な精神分析家が日本に定着させた言葉です．もとはアメリカのエクスタイン（R. Ekstein）とウォーラースタイン（R. S. Wallerstein）[7]が1958年に著した『精神療法の教育と学習』という著書に出てきます．

「精神療法の教育と学習」

　　精神分析治療をする際には，治療時間などが細かく決められています．ところが，治療者になるための訓練である精神療法のスーパービジョン（治療指導）で実際にどうなされているかを調べてみると実にまちまちだということがわかってきました．
　　それは，スーパーバイザーとスーパーバイジー（訓練を受けている人）とのそれぞれの都合が反映されるからなのでしょうが，スーパービジョン面接のあり方，つまり構造がスーパービジョンの機能にも影響することを明らかにしたのです．
　　そういうセッティングをエクスタインらは「構造」と呼びました．構造は面接などの外的条件ばかりでなく，患者の内的問題とも関係しています．そして，それは問題解決の可能性を左右する機能ももっているのです．小此木先生はその研究にヒントを得て「治療構造論」を提唱しました．

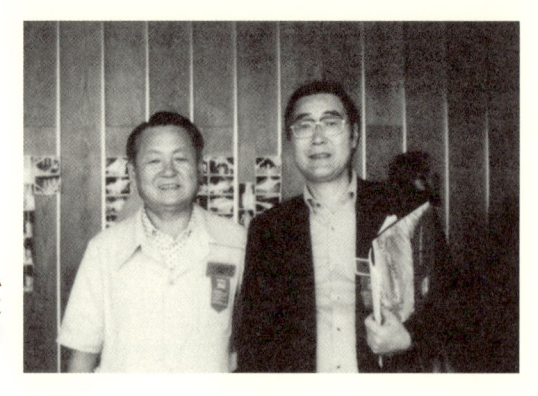

国際精神分析協会エルサレム（イスラエル）学会（1977）に出席した小此木啓吾先生（右）と著者

小此木啓吾の「治療構造論」

小此木先生は『治療構造論』（1961年）の中で，治療構造を外面的治療構造と内面的治療構造の2つに分けました．

外面的治療構造

外面的治療構造では，まず「個人面接」と「集団面接」のどちらに設定するかを決めます．どちらを選ぶかで展開するものが違ってくる．個人面接を選んだ場合でも，「場面の設定」で，面接室の広さはどのくらいか，1対1か第三者の同席を認めるか，合同で行うか，こういうことで展開が変わってきます．

次に空間的配置の問題があります．たとえば，カウチ（寝椅子）を使うのか，対面法にするか．患者さんが話をするとき，カウチの上なら幻想が出やすい．でも，対面法にも現実的なことや主観的な心的現実が出てきやすいというメリットがあります．ただ，人間の意識の中には，そういう当面解決すべき現実の問題がまずあり，その奥に主観的な心的現実の問題があって，さらにその奥に幻想があるわけです．対面法だとそういう幻想や心的現実が他の姿を借りて出てくるのに対し，カウチの上では幻想がより純粋な生の形で出てきます．こういう違いがあるため，空間的な配置に留意する必要があるのです．

次に面接回数と時間．フロイトの時代は毎週5日．今日でも本格的精

神分析療法では週3〜4回が奨められます．しかし，料金の問題や患者さんの社会活動などの都合や習慣などで，わが国では週1回が多くなっています．

　面接の頻度や時間は当然，面接内容や治療者-患者関係に影響してきます．一般の精神科医の面接でもこの頻度と時間，しかもそれをあらかじめ約束して治療者と患者さんが守るかどうかは，治療成果に関係するはずです．

　ここで一言付け加えておきますが，一般外来などでは精神科医の多くは診察しながらカルテを書いていますが，精神療法では必ず記録はあとにします．面接のときは常に集中し，患者さんに自由に連想してもらう．面接のあとに記録を書いても，慣れれば難なくすべてを思い出して記録できるようになります．

　そのほか，料金や，入院するか通院で行うか，などもかかわってきます．

　こうしたことで治療同盟は変わってくる，と小此木先生は言っています．しかし，治療構造をいったん決めたら，その後変える場合は慎重に行わなければいけません．理解し合って変えないと，たいへんな抵抗を生み出すことになるからです．

内面的治療構造

　大切なのは「治療契約」．先にあげた外面的治療構造を約束するとともに面接のルールを約束する．秘密の保持を約束する．

　そして，予約制度を採用すること．禁欲規則を守ること．

　小此木先生の治療構造論は日本の精神療法家なら誰でも知っています．ただ，これは少し堅すぎるといった批判が出てきて，この治療構造に頼り過ぎずにもう少し柔軟に考えてもいいのではという意見もあります．約束と言いながら治療者のパターナリズムではないかという批判もありますが，「こういうルールの中で精神療法は成り立っている」と考えるのは有益なことだと私は思います．

余談ですが，小此木先生は，治療者の患者さんへの接し方には中立性を重んじるフロイト的態度と関係性を重んじるフェレンツィ的態度の両方があると言っています．そして，フロイト的態度を身につけてから，治療者として成長したうえでフェレンツィ的態度に変わっていくのはいいけれど，逆は危険なので，最初はフロイト的な中立的態度を身につけるのが望ましい，と強調しています．

　私どもが実際に精神療法を行うに際して，この治療構造論に照らして，押さえるところはきちんと押さえておくことが必要ではないでしょうか．

Lesson 2

治療の過程

●力動的精神療法の治療要因と治癒要因

　本題に入る前に，かなり前のケースになりますが，ある神経症の患者さんの症例をご紹介しましょう．

> Cさん　男性
> 強迫神経症（不潔恐怖）

　戦後すぐの頃，Cさんは郷里のある国立大学法学部を中退し，日本一といわれる大学法学部を目指すために上京しました．当時は戦後のことで住宅難や食糧難の頃でした．そのため都内で食堂を開いていた親類の世話である家に下宿し，食堂を手伝いながら受験勉強を始めます．何事にも熱心で真面目な性格だったため経営者に見込まれてよく働き，希望の大学も諦めたわけではないけれど受験勉強も中途半端になりがちな状態でした．
　そのうち，経営者の息子の勉強を見てあげるようになりました．そんな中で，それまで女性とつき合ったことがなかったCさんが，相手の誘いに乗る形で経営者の妻と性的関係をもってしまいました．

Cさんは幼少時から，仲のよい女性といえば姉1人で，中学や高校では自分を律して女性とつき合うこともなく，性的な抑制がとても強い人だったようです．しかし，女性に関心がないわけではなく，抑制が強い人だけにかえって空想の世界ではさまざまな思いを描く．後に治療でわかったことですが，空想の中で道行く女性を裸にしたり，性的興奮時の女性の姿態を空想するといった一種の性的攻撃性も隠しもっていました．

　しかし，経営者の妻に子どもができ，その子が成長するにつれてCさんに似てくるかもしれないことを心配した彼女に家に寄りつかないように言われ，関係は破局します．

　しかし，Cさんは依然としてその大学への進学の希望を捨てきれず，東京に留まることを決意します．郷土にいる母親と美容師をしている姉（既婚）は，地元では秀才の誉れの高かったCさんの成功を夢見て，東京での生活を支えるために送金を続けました．

　そのうちCさんは，痔を患います．子どものときから工作の時間にちょっと怪我をして血を見ただけでもやる気をなくしてふて腐れたようになる性格だったため，痔を患って驚愕．すっかりうちしおれて郷里から母親を呼び寄せて，都内の痔の治療では最も有名といわれる病院で手術を受けました．しかしその後も痔の出血はなかなか止まらず，別の病院で再手術を受けます．

　手術後，医師から座浴をして肛門を清潔にするようにとアドバイスされ，Cさんはクレゾールを買い込んで，1日に何回となく肛門を拭くことに専念するようになりました．その頃から，食べ物も胃腸を通って肛門に感染症を起こすのではないかと心配になり，触れるものすべてが不潔で，それが口を介して肛門に害を及ぼすと考えるに至ります．

　手に触れるものは食器であろうと，書物であろうと，衣類であろうと，すべてクレゾールを浸したガーゼで拭く．そのため日常生活が不能になりました．それを知った外科の主治医から「勉強もしたいだろうが，病気を治すには郷里に帰ってお母さんと一緒に過ごし，お母さんのつくっ

た食べ物を食べなさい」と勧められ，帰郷しました．以来，痔の治療を続けるが，母親のつくったものしか食べられなくなり，生活が不如意となって紹介されて受診するに至りました．

　こういう経過で私のところに受診してきた C さんですが，パーソナリティはきわめて慇懃で礼儀正しく，自分でもこのような強迫症状から自由になることを強く望んでいました．
　強迫症状にもさまざまなバラエティーがあるので，ここで，少しそのあたりのことに触れておきましょう．強迫症状には，森田療法で改善するものや行動療法でよくなるもの，そして精神分析を受けなければ改善しないものもあります．中には，統合失調症と区別がつかないような，主に薬を使って症状を軽くしなければならないケースもあります．
　C さんについては，週 3 回，ほぼ 5 年間，精神分析を行いました．
　強迫症状と関連する自分の性格を楽にしたいと思っている患者さんでは，行動療法でそれほど時間をかけずに治まることがあります．また，森田神経症のように思い込みから強迫を発するようなケースでは，自分の性格を達観して受け入れるように治療すれば，半年から 1 年ほどで治まることが期待されます．しかし，C さんのように生活ができない状況にまでなっていると，症状レベルだけでなくパーソナリティを問題にせねばならないので精神分析療法が適切になるし，やはり 5 年ぐらいかかってしまうんですね．
　C さんは，はじめ「痔を患って医師から肛門の周囲を清潔にするように言われ，それに忠実だったために不潔恐怖になったのであり，自分個人に問題があるわけではない」と主張しました．C さんの，こうした理屈での構えで治療を受け入れないのを知的抵抗といいます．そして，希望の大学にこそ入れませんでしたが，もともと非常に優秀な人だったので，面接では，哲学，美術，宗教，歴史に関する本について延々と話をしました．でも，自分の個人生活における情緒的なことは一向に報告しない．

こうした強迫神経症では，感情の閉鎖的な防衛が起こり，自分の感情に向き合わないことがよくあります．それを「感情のアイソレーション（隔離）」と呼びますが，とにかく情緒的な触れあいにきわめて神経質なのです．

　Cさんの治療は自由連想法で行ったのですが，豊富な知識は出てくるものの，感情はいっこうに表に出てこないといった時期が長く続きました．もちろん，私が治療することで，私に相手にしてもらえるという関係性を受け入れ，それに対して感謝もするんですが，状況は今申し上げた通りです．

　しかし，治療が進むにつれて，しだいに自分の意見を言うようになりました．そして，先ほど述べたように，上京中の経営者の妻との異性関係を自由連想の中で述べました．しかし，当初は事実を淡々と話すだけで，「間違ったことをした」とか，「その女性に裏切られた」といった情緒的レベルの発言には達しません．そこで私が，「あなたは自らその女性にアタックしたのではなく，向こうについ誘われてそういう関係になった．最後は女性と別れましたが，その女性に裏切られた気持ちはありませんでしたか？」と，Cさんの心の中にあってもよい相手からの拒絶による憎しみを指摘したんですね．ところが，これに対してCさんは非常に怒りをあらわにして，「彼女はそんな女性ではない」と私に食ってかかりました．

　Cさんは非常に慇懃で礼儀正しい人ですが，強迫症状をもっている人の中には，ときとして実際に表面に見えるのとは違う本質があるんですね．ちょうどその時期，看護師が不注意な言葉を漏らしたときも，それまでの慇懃な態度とは違ってまったく別人のようになって怒り出し，しつこく自分の考えを述べ立て相手が自分の主張を認めるまで引っ込めない．Cさんは，強情でわがままと思えるような性質を随所で見せはじめていました．

　フロイトはこうした特徴を「肛門愛性格」と言っています．こういう人は，感情を隔離して見せないようにして一見礼儀正しいが，いったん

その構えが揺れ動かされると，今度は逆転して激しい怒りを示し，支配的になろうとするという性格です．Cさんにも，医師や看護師に対して自分の言いなりにならないと納まらない，という支配欲がみられました．

フロイトの弟子のアーブラハム[1]は，肛門愛性格者と強迫神経症を発症する人には共通する部分があると説いています．こうした性格は，肛門サディズム期（肛門愛期の後期）に受けたきびしいトイレット・トレーニングに関係するといわれます．赤ちゃんのときにお母さんがトイレの躾をあまりにも厳しく行うと，子どもはウンチをするのを嫌がって反抗したり，あるいはお母さんを支配しようとする．トイレの躾がその人の人格形成に影響するという理解です．

ともあれ，Cさんの性格はそういう様相を呈していました．しかし，それまではそうした攻撃性や支配性を反動形成によって防衛し，表面上は慇懃で礼儀正しい性格になっているのです．反動形成とは，受け入れがたい衝動が無意識の中から噴出してきたとき，抑圧だけでは不安がおさまらず反対の言動をすることで防衛を強めようとすることですね．

こういう患者さんに対しては，無意識動機の解明を粘り強く行って治療することがすすめられます．治療の中で次第にわかってきたことですが，彼は自分が忌むべき不潔なものと思うものを恐れて，1日何回も手を洗っているんですね．しかし，ただ汚れを落とすためだけでなく，手を洗っているときにたとえようのない快感を感じると告白しました．

私は前任地でCさんの治療を始めたのですが，後に私が新しい大学医学部に転勤することになった都合で，彼をある精神科病院にしばらく預けることになりました．そこの院長は患者さんと農耕作業をするのが好きで，Cさんも一緒に農耕作業を行うことになりました．そのとき，院長が堆肥を手につかんで，こうやるんだよ，後で手を洗えばきれいになるから，と肥料の撒き方を教えたんです．目をかけてくれた院長先生を尊敬していたこともあって，Cさんはそのやり方を受け入れました．

後で手が洗えるということがわかると，作業の時間以外にも畑に出て，肥料をつかんだり，除草したりするようになりました．その後，一般の

患者さんが嫌がる畑作業の係になって，実に几帳面に仕事をする．年間計画を立てたり，自分から進んで種や苗や肥料を求めて遠方まで買いに行ったり，しかも頼まれもしないのに自分の小遣いで畑作業の種や苗を買ったりもするようになりました．これらは，「行動化（acting-out）」というものですね．

不潔恐怖の人がなぜそれほどまで農耕作業に熱心になれるのか不思議でした．私の疑問にCさんは，後で心おきなく手が洗えることが快感と答えました．

それらの行動は，手を洗うことで快感を得たいということが動機になっているのです．不潔の奥に物に触れる快感があるんですね．症状としては触れたものを不潔に思って強迫的に手を洗う，ということもあるにはあるのですが，その奥の「触れる」という行為自体に彼の無意識的願望が隠されているのではないかと推測できるわけです．

触れるという性的な接触欲，これはCさんがときに白昼夢のごとく空想するという女性の裸の体や性行為の女性の姿とも関連すると考えられます．その奥には，「お母さんと合体したい」ということが想定されるのですが，自由連想の際にそういうことが現れそうになると，Cさんは言いよどむ．体を緊張させ，冷や汗をかいて，再び抽象的な話に流れていく．これを精神分析では「抵抗」といいます．

このように考えていくと，Cさんの強迫洗浄というのは，お母さんに愛撫されたい，お母さんを支配したい，ということが意識されることの不安からきている．そういう気持ちを打ち消そうとすることが，無意識に強迫をつくり出していると思えるのです．そして，病気になってお母さんに食べ物を作ってもらったり，病気になってケアされることで，お母さんに接近できるといった状況が起きているわけです．

強迫症状というのは，こうした非常に複雑な防衛機制が働いています．ただ単に抑圧だけではなく，反動形成や感情の隔離，打ち消しといった防衛機制がいろいろと働いているんですね．治療者を無意識的に支配しようとする．これは「転移」で，お母さんを支配する代わりに，治療者

を支配しようとしたのです．

　強迫神経症の治療は，容易ではありません．Cさんの場合は，こういうことを通じて抵抗の操作と転移の解釈をし，結局は治癒に至りました．Cさんはそうした状況のなかで自分の才能に見切りをつけ，進学を諦めて今までの勉強を活かして出版社に勤めたいといいはじめました．このような経過をたどり，5年の治療は終結します．

Q&A

[Q]　母親に対してそういう欲求を抱いているという「解釈」を，Cさんは結局，認めて受け入れるようになったのでしょうか？
[西園]　そうです．お母さんに対するそうした愛着を，顔を赤らめながら認めて「解釈」を受け入れました．
[Q]　そういう中で，お母さんとの現実的な関係はどんなふうに変化していったのですか？
[西園]　お母さんとは泊まりがけで旅行に行ったりして，かえって穏やかな生活ができるようになりました．それまでは万年受験生で送金させたり，発病した後は全面的にケアを求めるという一方的かかわりでした．

私（西園）の考える治療要因と治癒要因

　では本題に入りますが，今日のテーマは，精神分析的な精神療法には治療経過（治療の流れ）に特徴があるというお話です．でもその前に，精神療法の「治療要因」と「治癒要因」について考えてみましょう．この両者を区別して考えるべきだとはじめていったのは小此木啓吾先生です．

　治療要因というのは治療者の側から提供するもの．治癒要因とは，患者側のパーソナリティ，あるいは患者側の治癒に至るファクターです．

表1 治療要因と治癒要因

治療要因	治癒要因
ラポール,支持 保証-関係性	安心,尊敬
聴き入る	カタルシスから心理的内省へ
明確化,直面化 解釈	知ること／学習 知的洞察,情緒的洞察 力動的洞察
徹底操作	認知・行動の変化 → 心理的成長

　治療要因がそのまま治癒要因になるわけではないので,治療要因と治癒要因は区別して考えると精神療法がなぜ効果があるかがわかりやすいと思います(**表1**).

　私が考える治療要因とは,治療者がラポール(信頼関係)をつくる,支持する,そして保証すること.保証するというのは,「あなたは大丈夫ですよ」というだけでなく,患者さんの相手をする,つまり両者の間に関係性を築くことです.拒絶したり見下したりせず,「患者さんは精いっぱい頑張っている」ということを,尊敬の気持ちをもって保証をしてあげるんですね.

　ラポールをつくり,支持し,保証するといった活動は,治療者が患者さんに働きかける種類のものです.そこで何が起こるかというと,患者さんの心には安心感が蘇る.これは治癒要因になりますね.患者さんの心に安心感や治療する先生を尊敬する気持ちが湧き起こるなかで,「自分を受け入れ尊敬する」気持ちも賦活されてくるのです.こういう気持ちが心の中に芽生えることは,治癒要因の一つです.

　次に治療要因として大切なのが,患者さんの話に「聴き入る」こと.もちろん,ラポールをつくるときも聴き入ることが役に立ちますが,もっともっと複雑なことにきちんと耳を傾けるわけです.患者さんにそこで何が起こるかというと,カタルシスが起こる.今まで心の中で解決していなかったさまざまな緊張が,解放されるんですね.

それと同時に，治療者から尊敬の念をもって質問されたり，あるいは懸命に聞いているといった態度を感じとったりすると，患者さん側もそれに影響されて自分を内省するようになる．これは，「観察する自我」が働くといってもよいでしょう．つまり，自分を客観的に見る目が出てくるということです．これも一つの治癒要因になります．

　そして，話を聞いていくうちに，患者さんの話があいまいであったら「明確化」し，本人がどう思っているのか「直面化」を図り，同じようなことが繰り返されていれば，その意味を尋ねて「解釈」を行う．こういうことをしていくと，患者さんが「自分について知る」といったことが起きてきます．「知る」とは，学習をすること．知ることは「洞察」とも言いますが，洞察の性質には3種類あります．

　第1は，知的つまり理屈のうえでわかること．「あぁ自分は父親を恐れていたんだ」と，頭で理解することですね．

　第2には，情緒的洞察．これはたとえば父親からしかられたときや，相手にされなかったときの状況を思い出して，父親への恐れを感覚的に知ることですね．

　第3には，精神分析の操作によってもう少し深いところで知る，力動的洞察．つまり，なぜそうなったのかということまでを知るのです．治療を行うことで，父親に対して自分がとってきた態度や，夢の中で体験したことなどに気づいて，今まで本人が意識しなかった事柄までを含めて知るということですね．

　しかし，1回で洞察できるわけではなく，同じことを本人が何度も繰り返す必要があります．反復強迫という言葉がありますが，それと同じようにせっかく気づいたと思っても，また再び失敗する．そういうことを何度も繰り返すことを「徹底操作」あるいは「ワークスルー」と言います．治療が5年間もかかるような精神分析の場合，一番難しいのがこの徹底操作ですね．そして，気づきと失敗を繰り返すうちに，次第に認知・行動の変化が起きてきて，心理的に成長するのです．

　このように，治療要因と治癒要因とは違うということ，そしてわれわ

れ治療者がやっていることが患者さんにどのような変化を起こすのかということを，頭に入れておく必要があります．

マッサーマンの治療要因

マッサーマン（J. Masserman)[44]は，精神療法には多くの種類があるが，治療要因には共通して「R」で始まる7つの言葉のファクターが重要だと主張しています．精神療法の効果を上げるには，自分の治療の中に次の7つのファクターを入れることが大切だと言っています．

①は，Reputation，世評，評判．「あそこの病院に行ったら，いい先生がいてちゃんと話を聞いてくれて，むずかしいケースでもちゃんと治してくれる」．そういう世評があることが，精神療法を行う場合には有益だと言うのです．

②は，Relief，救い，あるいは苦痛の軽減．治療者が患者さんに対し，今一番困っていることをなんとか軽くしてあげようという態度をもつことです．

③は，Rapport，ラポール，つまり信頼関係．

④は，Review，見直し．患者さんが自分の生活を過去からずっと振り返るということ．これは，先ほど私が言った「聴き入る」ことにも通じます．

⑤は，Reorientation，再位置づけ．患者さんが，自分の対人関係や家庭内において自分のとるべき態度を知ること．これは洞察の一つです．

⑥は，Reeducation，再学習．洞察を繰り返して再学習をする．間違った考えをここで正すんですね．

⑦は，Recycling，④～⑥までの繰り返し．これは先ほどの徹底操作に相当します．精神療法ではウエイトをおかなければいけないファクターです．

コチンの治療要因

コチン（J. Kotin)[38]はロサンゼルスの精神分析家ですが，九州大学の

教育学部で非常勤講師を務めたこともある人です．彼は精神療法の初心者向け教本の中で，治療要因では以下の項目が重要だと言っています．

①は，暗示（Suggestion）．日本ではあまり暗示の重要性をいいませんが，コチンは患者さんには治療者から受ける暗示作用が生じることをあげています．これは患者さんが治療者を信頼してはじめて生じることでしょう．

②は，教育（Education）．治療者は患者さんにきちんと教えてあげることが大切だというわけです．

③は，発散（Abreaction），除反応．これはカタルシスを起こすことと理解してよいでしょう．心の奥に溜まっていたものが言葉として表に出てくることで，緊張がほぐれるということです．

④は，洞察（Insight）．話を聞いていくことで，患者さんが「知る」ようになること．

⑤は，成長と心理的発達（Growth and Psychological Development）．知るといっても，ただ1回限りではなく，何度も何度も知るなかで初めて成長と心理的発達が起こる．結局，精神療法で一番大事なのは，この成長と心理的発達を促すことだ，と言っているんですね．

精神科に来る患者さんは，うつ病を治して欲しいとか，不眠を治してくれとか，そういった医学的モデルで説明がつく診断を求めている．成長や心理的発達を求めてくるわけではありません．

しかし，実際の治療に入っていくと，メディカルモデルを超えるような事柄がよくあるわけです．当然患者さんに必要な治療法はどんな種類の精神療法か考えねばなりません．

精神療法の醍醐味は，最後の成長と心理的発達にどれだけ貢献できたかということだ，と私は考えています．

治療経過の概説

精神分析や力動的精神療法の治療経過には，おおよそのスタンダード

> ### コーヒーブレイク　精神分析との出会い
>
> 　私が精神分析家を志すようになったのは，まだ方向を決めていなかった時期に「転移性治癒とその後の症状再発の症例」に出会ったからです。
> 　私は国立相模原病院でインターンをしたのですが，そこは精神科が外来しかなく，たびたびけいれんを起こすあるヒステリー患者が内科に入院していました。ところが，精神科の先生も内科の先生も，このヒステリー患者に特別な治療はせず，ただ入院させているだけとしか思えませんでした。とても不思議に思いました。
> 　当時，一般の精神科医にはヒステリー患者の治療は環境をかえて入院させるとか，症状に応じて薬を処方する方法しかなかったのでしょう。実は，環境をかえることも二次疾病利得という考え方からすれば慎重であらねばなりません。
> 　私はまた，なぜ1日十数回も全身けいれんが起こるのかということにも興味がありましたが，その患者さんを引き受けさせてもらいました。そして，懸命に面接をしました。すると，みるみるけいれんがおさまったんですね。すっかり治ってしまった。これが「転移性治癒」です。ただ，この患者さんの場合は，保護してもらったということでいったんはおさまったものの，それで完全に治ったわけではありませんでした。退院した翌日から再びひどいけいれんを起こすようになり，再入院してきたのです。ところが，こんどは私が同じように面接しても，今度はちっとも症状がとれない。
> 　私は，治療にかかわった責任感と症状の不思議さに興味をもち，それを解明しようと思って，精神科の先生の紹介で，ある精神分析家のところに教えを乞いに行きました。それが私と精神分析との最初の出会いです。

があります。「アセスメントを行う」，「治療構造を考える」，「治療の約束をする」。患者さんとの間に「ラポールをつくる」，「話を聞く」。そうして治療が始まるわけです。このときはたいてい，患者さんと治療者との間は大変良い関係になっています。

　ではここで，トーメ（H. Thomä）とケヘレ（H. Kächele）[65]の説を参考にして治療経過を全体を通して見ていきましょう。

第1期

　治療を開始して数か月間は，特に患者さんの話に「聴き入る」ことが大切です。「今までどこの病院に行ってもあまり話を聞いてもらえず，

薬をもらうだけだった」．しかし，ある先生に会ったら，じっくり話を聞いてくれた」．このように患者さんに，「相手にしてもらえた，包み込んでくれた，保護してくれた」，そう思ってもらえるかどうかが非常に大切なんですね．治療者が，いわば母親的役割を果たすわけです．

　治療者は，受容的態度をもって共感し，ときに明確化しながら，直面化を促す．こうした流れのなかで，患者さんをちゃんと受け入れてあげるということが，大事な出発点なのです．こうした受け入れ側の態度をハネムーンフェース，この時期を蜜月期ともいいますが，患者さんはこの時期に本当に「やさしく包み込まれた」感じがするのです．この時期に症状がよくなっていくことがあります．最初のこの時期に良くなっていくケースを「転移性治癒」といいます．多くの葛藤をあまり片づけないままでも，親切に聞いてもらい，陽性転移を起こすだけで症状が良くなっていくことがあるのです．

第2期

　第1期を過ぎると，いろいろなことが起きてきます．患者さんからは，なおさらに多くの症状や現実生活の苦痛が語られます．ルボルスキー（L. Luborsky）は『中核葛藤テーマ論』の中で，患者が訴える今の苦しみや生活上の問題と，治療者-患者関係の問題との間には共通する部分（中核葛藤テーマ）があり，それは，出生後から今日までの生活史上の葛藤とも共通し，それを中核葛藤テーマと呼び，治療においては，その「中核葛藤テーマ」を探すことが重要だと言っています．

　患者さんはこの第2期で，症状が少し治まって来た後も，なお精神的な苦しみや日常生活の苦痛を語り続けます．この訴えには，治療者を試す意味合いもあるんですね．症状や人間関係を話題にしながら，治療者が自分の味方であるのか，自分を理解してくれる人なのかを吟味しているんです．ただし，こうした「自分探し」（精神療法はもともと自分探しの作業ですが）は，まだ自分の内面の深みにまでは届いていません．

　第2期は，治療者に対して少しアンビバレントな態度が見えてくる時

期でもあります．少し様子が変わってくる．ここのところは，次のように考えるといい．お母さんが自分を大事にしてくれたら，それに感謝するけれど，しかし，お母さんに対する不満もある．お母さんが悪いから不満があるというわけではない．人間は誰しも，他人にケアされてもそれに対して何かしら不満を抱く気持ちがあるんですね．

そういうお母さんへの気持ちと同じような感情が，治療者に対して湧く．だから，ここへ来て治療者を吟味するとかかけ引きするようなことが起こるのです．それが第2期の特徴でもあるわけです．ここで治療者は，今語られている事柄が本人にとってどんな意味をもつのかということを考えながら，患者さんと接する必要があります．

Q&A

[Q]「中核葛藤テーマ」については，治療側が考えていることを患者さんに適宜伝えていくべきでしょうか？

[西園] そういう解釈は必要に応じて行います．ただし，「中核葛藤テーマ」は，診断アセスメントのときに一応把握しておくものです．その段階でひととおり押さえておきましょう．

たとえば，「今何に困っているのか」というような会話をしていくなかで，たとえばたいへん権威的な態度をとっている人に，実は人に同意を得ないと何も決定できないという部分があるのが見えてくる．そういう患者さんは非常に権威的に振る舞っているけれど，実は誰かがサポートしてくれないと不安になるという心性があるわけです．それが現在の問題だということが，アセスメントでわかってくる．さらにアセスメントの生活史の中で，この人は一人っ子でお母さんがつきっきりで面倒をみていたとか，なぜかお母さんに受け入れられないと行動できない人だったことがわかってくる．また，治療者との話の中でも，治療者がどう思っているかということを絶えず気にしていることもわかってくる．こういうふうに，現在と過去に共通する問題がアセスメントの中で見えてくるわけです．この時点で「中核葛藤テーマ」の見

通しを一応立てておく.

　そうして，第2期でそういう問題が現れてきたときに，適宜質問をする．そこが問題であるということを浮かび上がらせていくわけです．ここで無意識的意味の解釈を急いではいけません．

第3期

　第3期になると，母親との人生早期の関係に出てくるような否定的側面が，治療にも現れてきます．フロイトが言う「抵抗」ですね．いろいろな抵抗が起きてきて，ひどい場合は「陰性治療反応」が起こる．陰性治療反応は否定的治療反応，これはせっかく治療をしているのに悪くなってしまう現象のことで，改善が期待されるときに，かえって悪くなってしまうんですね．

　精神療法をよく知っている人たちは，起こるべくして悪くなったととらえ，その反応の中に患者さんの秘密を知るための手がかりがあると考えます．しかし，精神療法をよく知らない人たちは，治療したのにかえって悪くなったということで，精神療法に対して否定的な悪感情を抱きます．特に，入院治療している患者さんに陰性治療反応が起こると，精神科医の同僚やコ・メディカルの人たちがそれを見て精神療法に批判的になる．陰性治療反応のことを頭では知っている看護師さんたちも，「あの先生の治療はまずい」と言ったりすることがあります．

　なぜ，陰性治療反応が起こるのか．これには諸説ありますが，フロイトの考えはこうです．第1期，第2期では，治療者から大事にされ，話を聞いてもらって症状が改善する．ところが，心の中にある超自我がそれを許さなくなる．「病気になったことは自分への罰である」とする気持ちが起きて悪化するのだ，とフロイトは説明しています．心の葛藤がそこで再び起こる，つまりこれは「超自我の抵抗」だというわけです．

　これにはいくつもの反論があります．ホーナイ（K. Horney）やメラニー・クライン（M. Klein）は，この現象は治療者との競争から出てく

るもの，と言っています．わかりやすいのはレビエール（J. Reviere）というフランス系のイギリスの分析家の説で，治療者があまりにも急激に患者さんの心をのぞき見ようとすると，患者さんは心の中の秘密をすべて暴きたてられるように感じて抵抗するのだと言うのです．特に，治療者が患者さんの心の中にある恨みや攻撃を指摘すると，それらの感情が表に出てきて陰性治療反応を起こしやすいと言っています．

いずれにしても，この時期には心の中のバランスが崩れて，症状は一度悪くなる．悪くなったときは，治療者に対してある種の否定的感情が起きている．では，そういうときはどんな治療操作を行ったらよいのか．それには，今患者さんが求めていることにフォーカスして，悪くなったことを理解することです．この現象は治療者に対する反応だ，というふうに考えて理解しようとすることが大事なんですね．

治療者が理解すると，前にモデル（A. Modell）の説として紹介した「記憶の書き換え」が起こります．そして，治療者と患者さんの間で良い関係ができてくると，過去の良い関係が思い出されて来たりする．反対に治療者との間に悪い関係ができてしまうと，過去の悪い関係を再び思い出す．そういうように，治療者との間の「今，ここで」と，患者さんの心の奥で防衛されている過去の両親との「あのとき，あそこで」が関係し合って，治療状況を揺り動かすんですね．今の治療関係が過去をたぐり寄せ，記憶の書き換えを起こす，ということを覚えておいてください．

第 4 期

第 4 期になると，母親との早期の関係に由来する，もっと複雑な側面が現れます．母親から顧みられなかったとか，攻撃された，侮辱されたといった話ですね．特にボーダーラインの患者さんの場合，出てくるのはほとんどがこうした事柄です．治療では，失意，対象喪失，抑うつなどを明確化し，直面化を図る．

今はうつ病が非常に多くなっていますよね．私見を申し上げると，うつ病では，たいてい「対象喪失」を起こしてうつになっているんですね．

その人の対象喪失の内容を理解すると，うつ病が理解できる．ただし，問題は対象喪失だけでなく，姿を消した対象に対しての怒りがあるということ．しかも，これが自分に向いているというフロイトの説明を頭に入れておくのです．

　ですから，うつ病を理解するには「対象喪失」と「怒り」を理解しなければならない．母親から愛を受けられなかった，そういう母親に対して怒りをもっている．そういうことが問題になってうつ病が起きてくるんですね．治療者は，今申し上げたようなことを想定しながら明確化，直面化を図るわけです．

　また，パーソナリティの未熟な，たとえば自己愛患者だったら，よく「投影」を起こします．「投影同一化」を起こして，つまり自分が悪感情を抱いているのにそれは抑圧し，相手が自分に対して悪感情をもっていると思い込んで，治療者に対してネガティブな感情をもつ．あるいは「分裂機制」を示し，自己を分裂させて，良い自分を自分に感じ悪い自分を投影させたりする．第4期では，このように非常に複雑な様相を呈します．そういうときは，患者さんの抱いている恥や罪の意識を知的に理解させるのではなく，恥意識や罪意識をもつ心の奥には，なにか秘密にしておきたいことがあるのかもしれない，といった受容的な態度で受け止めることが必要なんですね．これがコンテインメント（containment），「収納」するということです．

　こうなると，治療者という人間とのかかわりを通じて「自分探し」が始まります．この時期のポイントは，患者さんが自分は治療者に理解されているという気持ちをもつことによって，自分は一体何者なのかという自分探しをすること．そして，クライン派の人たちが言うように，治療者と患者さんが双方で投影同一化を起こす．互いに理解するという転移と逆転移を起こすわけです．こうして両者の間には深い情緒的なかかわりが生じ，治療者はそれを意味づける．そういう作業が「知る」ということなんですね．知ることが，自己を自由にします．

　ところで，今は欧米で「恥」という概念が非常に注目されています．

むしろ恥の文化といわれた日本では最近，あまり聞かなくなりました．

恥じる心というのは，相手との関係で自分を感じる場でもあるんですね．自分を正直に感じる場．恥じらったときに顔を赤くしたりしますが，そこで自分を感じているわけです．「今あなたは恥ずかしい思いをなさっているんでしょうね」．そういう解釈をすると，患者さんは自分を言葉で表わそうとする．そうすることは自分を対象として考えることでもある．すると，そこに自己を自由にする感覚が起きてくる．なにか本当の自分，真実の自分というものに触れる感覚を覚えるんですね．真実に触れるということは，成長するということ．

このように，恥というものを手掛かりにして，自分を知ることもできるわけです．寂しいからボーイフレンドにしがみついたとか，憎らしいからお母さんを罵倒したとか，そういうことよりも，人との関係から自分が何者であるかということを考えることが「恥」の本質であり，そういう非常に謙虚な気持ちが感じられてはじめて自己を自由にすることができるのです．第4期というのは，治療の中で大変クリエイティブな時期であると言ってもよいでしょう．

Q&A

[Q] 「対象喪失」というものが，よくわからないのですが．
[西園] 人間というのは1人で生きているわけではなく，どこかで相手を求めて生きているんですね．そういう相手を失うことです．いくつか水準がありますが，第1は，大切にしている人との別れ．離婚したとか，死別したとか，こういうことが一つの対象喪失です．

第2は，地位，住まいといった比較的客観的に見える外的自己像を失うケース．市長さんが選挙で落選したなどというのもそうですね．また，「婚約うつ病」は，それまで両親に大事にされてぬくぬくと育った環境を失うことで発症する．住まいが変わって起こる「引越しうつ病」は，きわめて日本人的な

うつ病ですね.

第3は,誇りとか人生観といった内的自己像の喪失.内的自己像とは,自分が存在するうえで自分を支えているものや支えている相手ですね.

うつ病の診断をするときはそういう対象喪失を見つけていくわけですが,何を失っているのかと最初から聞いても,うつ病患者はすぐには答えません.

治療して症状が軽くなってきたときに,なぜうつ病になったのかを考え,それを理解しようとしたときに対象喪失のことが浮かび上がるんです.患者さんの心の奥には,失ったことに対する怒りがある.対象に対してであり,同時に,自分に怒っていることでもある.怒りを収めない限り,うつ病は治りません.

[Q] いわゆる生物学的うつ病にも,そういうものが隠れていると考えたほうがいいのでしょうか?

[西園] そうです.対象喪失を起こして生じた情動反応に,脳が影響を受けてアミン代謝の異常を引き起こすのだと考えられます.ですから,薬を使って症状が治まっても,必ずしもうつ病が治ったとは言えないんですね.うつ病は薬物療法でいったん治っても50%の人は再発するといわれる.症状は治っていても,人間性が回復したわけではないからです.

第5期

第4期が過ぎると,多くの患者さんで性的関心が話題として登場する傾向があります.力動的精神療法あるいは精神分析療法の中で性的な関心が出てこなかったら,治療としては完結したとはいえないほどです.人間の存在感の奥には性の問題があるからです.先ほど申し上げた恥の問題も,多くは性の問題と無関係ではない.

ただ,この第5期の性の問題を,しばしば日本の治療者は治療の中で取り上げきれない傾向があります.治療者のほうが抵抗するんですね.しかし,依存や攻撃が出てきたときは,その奥に多分に性の問題が隠れているということを頭に入れておかなければなりません.

> ### コーヒーブレイク　エディプス・コンプレックスの発見
>
> 　精神分析の発見者であるフロイト自身も，かつて神経症を患ったことがあります．1896年に父親を亡くしてからは，外出恐怖症がさらにひどくなった．街角を横切ることすらできない．旅行好きだったのに，鉄道恐怖症になって旅行もできない．治るのに3年ぐらいかかります．
>
> 　フロイトにはフリースという耳鼻科医の親友がいました．フリースは精神分析に関心をもってくれており，フロイトはしばしば彼に手紙を出して，自分の研究のインスピレーションを得ていた．この神経症のときには，フロイト自身が自由連想した内容を書き送り，フリースがそれについていろいろ意見を言ってくれた．フロイトのおもしろいのは，患者さんで発見したことをすぐそのまま理論にするのではなく，自分に照らして，それが自分にもあてはまるかどうかを考えてから理論化するところです．
>
> 　このときフロイトは，「自分には父親に対する愛情と憎しみがある．そして，母親には愛情がある」ということを発見するんですね．そして，それを発見することによって神経症が治っていったという体験をする．そういうことから，人間のコンプレックスの最大のものとして，異性親（息子にとっての母親，娘にとっての父親）に対する愛情と同性親に対する敵対感情があると結論づけます．そういう父母子の三角関係が人の心の中に大きく影響を及ぼす，と考えるようになったのです．それは子どもの幻想であるとも言っています．フロイトはそれを最大のテーマにし，「エディプス・コンプレックス」と名づけました．

第6期

　第6期に入っても性のテーマは引き継がれますが，この時期にはエディプス・コンプレックスが治療の状況を形づくるようになります．エディプス・コンプレックスとは，人間の心の中にある異性親への憧れ，同性親への嫉妬や敵対意識のことで，ギリシャ神話のオイディプス王（エディプス王）の挿話からヒントを得て，フロイトが発見したものです．これがこの時期に出現してくるのです．

　今までは母親との関係が主に現れていたわけですが，この時期からは父親との関係が現われ，力，勇気，歓喜，敗北，憤り，ひきこもり，追憶などの心性が見えてきます．子どものときから父親との関係には，よ

ろこび，勇気，挑戦といった父親から力を得る段階と，やがてその父親に対して競争，反発，恐怖を感じる段階とがあります．この治療時期は，そうした父親との関係，ことに後者つまりエディプス・コンプレックスの操作が治療の焦点になります．父親との関係を通じて，現実生活における対象関係が再構築される．記憶の書き換えもしばしば起こります．

両親との依存関係を再構築することで子どものときのエディプス状況を昇華すれば，心の中にファンタジーとして抱いていた内的対象関係をあきらめることができるのです．

Q&A

[Q] 最初の頃は母親の問題があって，後から父親との関係が出てくるということですが，性別によってその順序が逆になるということはないのでしょうか？

[西園] その順序はだいたい安定しています．女性の場合は，母親の問題がより出やすく，そうした順序も顕著となる傾向はありますが，男性の場合も結局は母親との関係を治療者−患者関係の中で解決してからでないと次に進むことが難しい．そういうふうに考えていただけたらいいと思います．

第 7 期（終結期）

最後は，治療の中で「喪の作業」が行われます．患者さんは，これまでさまざまなものを失ってきた．つまり対象喪失している物事に対し，ここでちゃんと受け入れる作業をするわけです．そして，現実生活の中で新しい対象関係をつくり上げる．「喪の作業」は繰り返し起こってきます．これが治療の「徹底操作」（ワークスルー，ワーキングスルー）と呼ばれるものです．そうしてやっと，自己の新しい発達に踏み出すことができるのです．

すべてのケースがお話ししたとおりにいくとは限りませんが，だいたい精神分析療法には以上のようなプロセスがあるのです．

　ただ，ここで説明したのは，主に大人のケースです．思春期や子どもの場合は年齢的な特徴があるので，治療には工夫が必要ですね．思春期の場合，性的不安が非常に強いといったこともあるでしょうから，そういうことも考えに入れます．そして，思春期の場合は中核葛藤テーマと同時に，その人が思春期のどの段階にいるかということも一方で理解しておく必要がある．
　前思春期（10〜13歳くらい）の場合は，グループをつくってグループの中で行動することが多い．今，いじめの問題がいろいろ起きていますが，あれは思春期のグループづくりと関係しているんですね．
　グループをつくる際には，グループの結束を強めるため集団無意識的にスケープゴートをつくり出すという習性があります．人間の習性として，グループを結束するために犠牲者をつくり出すのです．治療するときも，そういうことを頭に入れておく必要があります．一方，思春期の場合は，親子関係と，グループ内の自分の位置づけが最大の関心になる．そこにポイントをおいて考える必要があるのです．
　このグループづくりの心理は思春期だけに限ったことではありませんが，特に思春期に強い傾向があります．自分をつくり出すためにグループを必要とする．大人は，グループの役割も果たすけれどもグループが絶対に必要なわけではない．個人として成り立っているからです．けれど，思春期ではグループとどうかかわるかによって個人としての成り立ちも決まってしまう．自己形成にも影響するわけです．思春期を考える場合のグループと大人の場合のグループとはだいぶ質が違うということです．

初期（開始期）の治療

では，初期の治療過程について詳しくお話ししていきましょう．

初期の目標

初期治療の目標は，治療関係を確立することです．

初期ではまず，ハネムーンフェースともいえる時期で患者さんに情緒的な接触を図ります．症状を軽くするような，ラポールとか，ホールディング（抱きかかえ）とか，エンパシー（共感）といった態度で接するのです．患者さんは，最初の頃は治療者に対してどこかよそよそしいストレンジャー感情をもっているものですが，患者さんをそこから救い出す配慮が大切です．言葉での精神療法的介入とまでいかない，そうした温かい配慮がこの時期にはとても大事なんですね．

情緒的接触とは，治療者が感受性や直感，思いやりなどをもちながら患者さんを理解していくということ．こういう配慮をしながら初期の導入がスムーズにいけば，患者さんは「陽性感情」を治療者に向ける．そうなると，今までは症状や現実生活のことだけを言っていたのが，内的問題にも関心を向け始めるようになるんですね．自分の今までの悩みとか，自分の癖とか，そういう，今まで本当は自分についてこういう疑問をもっていたという告白が出てくるのです．これは治療関係の中で安心と信頼ができてきた証拠です．

自分の問題に先生が向き合ってくれた，自分の相手をしてくれた，これが「here & now（ここで，今）」．治療者と患者さんとの間で，今，自分の問題を一つひとつとり上げてくれていると思ってもらう．こういう治療関係づくりが，初期の治療の目標なのです．

感情が陽性になると，「転移」が起きてきます．まず現れるのが「浮動する転移（floating transference）」．これは，どこかで人に頼ろうとする，安心する相手を求めようとする態度ですね．

治療関係ができてくると，患者さんは治療者に対して特定の感情を向け始めることがあります．「転移性神経症」といわれるもので，患者さんの問題が治療者との関係の中に起きてくる．こういうときに，どういう治療的な操作が大事かというと，一つのモデルはお母さんと赤ちゃんの関係です．患者さんの anaclitic needs（依存，委託），つまり赤ちゃんがお母さんに養育をされたときの気持ちに対して，治療者が diatrophic attitude（保護），つまりお母さんが赤ちゃんを受け入れる気持ちで接すること．

　アメリカのマクセル・ギッテルソン（M. Gitelson）[28]は，こういう治療モデルを治療要因だと考えました．フロイト以来の伝統的な治療者の中立性を踏襲する分析家からは反対されました．患者さんに，治療者に対して何のためらいもなく自分の言いたいことを言って理解してもらおうとする体験をしてもらうということですね．

　こういういい関係ができてくれば，患者さんは次第に自分の問題へと関心を向け始める．つまり，「観察する自我」が発現するわけです．人は理解されて初めて自分を客観視するのです．「お前はどう思っているんだ」と迫るのではなく，治療者のほうで理解してあげようとして初めて観察する自我が自発的に起こってくる．カタルシス，アブリアクション（発散，除反応）です．

　カタルシスを起こして，そして自分を見直す．そこで自分についてのリオリエンテーション（再位置づけ）が起こり，洞察へと向う．こういう準備過程が起きてきます．

　心内過程がこのように変化していくと，治療者の「とり入れ」が起きてくる．治療者に共感や支持が見えると，患者さんはその態度を自分の中にとり入れようとするのです．だから，理解してもらったという気持ちが「観察する自我」をつくり出す．自分が尊敬されているという気持ちをもつことで，初めて自分を客観視するというようなことですね．

Q&A

[Q] 転移性神経症というものが，よくわからないのですが．

[西園] 転移性神経症という言葉には2つの意味があります．フロイトは，普通の神経症，不安神経症，ヒステリー，強迫神経症など治療の中で転移が生じる病態を「転移性神経症」と呼びました．そして，精神病を「自己愛性神経症」と言ったのです．というのは，後者は転移を起こさないから自己愛的な神経症だという意味で命名したものです．これが転移性神経症の一つの定義です．

もう一つの意味は，親子関係や恋人関係などの葛藤が，治療者との間にとり込まれて起こる神経症．治療し始めていくと，治療者との関係の中にそういう葛藤が吸収されて，治療者に理解されたと感じるとか，治療者に対して愛情を向けるとか，治療者に対して憎しみをもつなど，治療者が自分の対象としていちばん重要な存在になってくる．それによって自分の心の秘密を打ち明けているわけです．そして，理解してもらったとか，理解されなかったとかいう不安が治療者との関係の中で起きてきたり，治療者との関係を象徴するような症状が起きてきたりするとき，それを「転移性神経症」というわけです．

ですから，先ほど転移性神経症が起きてくると言ったのは，治療者との関係の中で心理状態や症状が推移・変化して，今申し上げた状態になったということ．治療者-患者関係の中に問題が吸収されて出てきたわけです．なお，自己愛性神経症すなわち精神病には転移が起きないといったフロイトの考えはその後，弟子たちによって否定されています．

[Q] つまり，2つ目の転移性神経症は治療の過程で起こるものなのですか？

[西園] そうです．背景に親子関係などの問題はあるのですが，そういう葛藤が治療者と患者さんとの関係の中にも起きてくるんですね．たとえば，子どものときに親から非常に冷たく扱われ親に恨みをもっている人がいるとする．そういう人が転移を起こすと，治療者が理解してくれないとヒステリックに嘆き悲しんだり，逆に治療者が理解してくれたから自分はものすごく救

われたと非常に理想化したりする．そういうときは，もう親との関係より治療者との関係のほうに関心が集中してるんです．そういう状態が転移性神経症ということです．

治療者は何をなすべきか

　そうした目標を達成するために，治療者は一体何をなすべきか．大切なのは，いつも言うように「聞くこと」です．

　まず，患者さんの関心に対して，ニュートラルな態度，つまり賛成することも反対することもない態度で，共感しながら聞くこと．

　そして，沈黙を大切にしながらも，相づちを打ち，少しわかりにくいことは聞き返す．こういうことで，自分は拒絶されているのではないかという不安を癒していきます．

　患者さんはたいてい，今まで誰かに話しても正しくあるいは十分には聞いてもらえなかったという経験をもっています．不満ですね．その経験を追想して不安になっている．なんとか病院に来て先生に診てもらっているけれど，先生からろくに話を聞いてもらえないのではないかと思いながら，目の前の治療者と話をしているわけです．ですから，相づちや聞き返しといった介入が，治療への期待につながるんですね．

　自由に話す機会をもったことで，患者さんは自負心が回復していきます．すると，観察する自我が自己を感じ始める．同時に，治療者への感情も体験される．受け入れられた安心感，満足，喜び，そして疑惑も．

　何も答えてくれないと不満をもつ患者さんもいるでしょう．そういう不満に対してどう介入するかというと，十分聞く，聞こうとすること．何も答えてくれないという不満は，よく聞いている場合は案外扱いやすいんです．十分聞かないから答えない，ということとは違うわけですから．

　この時期に経験の浅い治療者がとまどうのは，特にカウチを使っての自由連想法の場合が多いのですが，患者さんがしゃべらないときがある

ことです．患者さんが沈黙を守ることに対しては，沈黙もある種の自己表現であるととらえるともっと楽になります．その日は沈黙を通したとしても，次回も約束してきちんと来るのであれば，「この前は何か話すことに負担があったみたいですね」という介入をしてあげる．「今日は自由に話してみてください」と促す．だんだん慣れてくると，沈黙した後にしゃべるようになります．

　しかし，しゃべった後にまた沈黙することもあります．これは，しゃべったことを後悔しているのかもしれませんが，カタルシスが起きた後では，沈黙の中で新しい自分を感じていることもよくあることです．そこを見分ける直感が，治療者にあるといいと思います．

　また，なんらかの態度や沈黙直前の言葉などから，怒りとか治療者への恥や恐れなどが感じとれることがあります．そういうときは，患者さんの言葉を明確化し，「さっきおっしゃことを，もう一度おっしゃってくださいますか？」とか，「言われたことをご自分ではどうお考えになっているんですか？」などと尋ねます．この怒りは治療者に対する怒りであることもあるし，自分に対する怒りであることもある．それを治療者は隔てなく聞いてあげることが大事です．治療者への恥も，実は自分に対しても何か感じているのかもしれない．「自分について何か感じている」ことからは，治療上の大きな進歩が期待されます．

　ただ，こういうときに治療者はいろいろな感情を起こすわけですね．「逆転移」です．治療者のほうが焦って慌てたり，何か負い目を感じたり，患者さんに対してのもどかしさを感じたり，腹立たしさを感じたりする．心の中にそういう感情が起きてくるというのは当然あることですから，そういう感情を起こしちゃいけないと言っているわけではありません．逆転移という感情をむしろ患者理解への手掛かりにするのがスタンダードです．

　逆転移は必ず起こるものなので，それを悪いと考えず，患者さんは自分（治療者）の心の何を刺激しているんだろうというふうに考えればいいのです．治療者は常に患者さんに対する逆転移感情に留意し，逆転移

性の行動化を最小限に留める努力をしなければなりません．

　こういうときにスーパービジョンを受けていると，もっとよく状況がわかって，かえって逆転移に興味が湧くはずです．あるいは，精神療法を行っている仲間の中で自分の思いを話すことで，自分を理解することもできるでしょう．

　どうしても患者さんの沈黙に介入したいときは，「今あなたはどんなことを想っておられたのでしょうか？　憂うつそうにしていらっしゃいますね．腹立たしいような感じがしていますか？　何か避けたいことがありますか？」などと，批判するような態度を見せずに率直に尋ねてみる．患者さんが率直に話すことを一つの目標にして，治療者自身も率直に話すようにするのです．

　なお，治療者に敵意や不信感を抱く「陰性転移」や，治療が進捗しているなかで状態が悪化する「陰性治療反応」の兆にも注目しなければいけません．見逃すと，ドロップアウトにつながります．いい加減な話をし始めたり，誠実さが感じられなくなったりするなど，最初はそういう防衛的な態度をとる，あるいは症状が悪化する．そういうことが見えてきたら，その兆に注目して，本人の不安などを尋ねる必要があります．特に，ボーダーラインの治療では，そのままにすると，治療から脱落したり，暴力を振るったり，自己破壊的になったりすることがある．早めに関与し，本人にとって治療が負担になっている点がないかどうか聞いてみて，言語化させるのがいいと思います．

　それには，面接中にノートをとらないことが大事です．精神療法では記録は治療が終わってから思い出して書くこと．

　ここで問題なのは，カルテの共通化です．この頃，大きい病院では電子カルテにして，どの科に通っても共通して使えるようになっています．しかし，精神療法の場合はノートは別にしたほうがいい．だれもが見るようなところに患者さんの秘密は書かない，という配慮が絶対に必要です．

では，治療が進んでいるかどうかの指標は何をもってするのか．治療が進んでいるかどうかは，次の指標を基準に考えてください．
　① 情緒の表出があるかどうか．知的な話ばかりではなく，話の中に気持ちが現れているか．
　② その気持ちの現れが治療とかかわっているかどうか．
　③ 自己観察できているかどうか．観察する自我が出現しているかどうか．ここのところは治療者の感受性にも関係します．「あなたはそういうことに気づいたんですね」というように，自己観察をしているところを受け入れてあげると，患者さんも自分で自分を観察していることに気づけますし，大いに勇気づけられます．
　それから，
　④ 新しい材料が付け加えられているかどうか．面接の中で新しい材料が出てきているかどうかがポイントになります．

精神分析症例からみる中・後期過程の特徴

　治療過程における中期，後期，終結期のお話をするにあたって，先に登場したA子さんのケース（p22参照）を再度とりあげます．
　中期・後期を考えるのに非常に適したケースといえます．
　A子さんは，アクビと咳の発作で来院した女性ですが，治療が進むにつれて退行を起こしていきました．治療の内容が，アクビの治療をしてほしいという身体的な話から，心理的な話に変わっていったのです．
　A子さんは自由連想の中で，「私はわかってもらえない．甘えたい，満足したい，お母さんが嫌だと言っても子どもには甘える権利がある．お母さんを1週間カンヅメにしてお乳を吸う．お母さんが驚いても気絶しても乳をのむ」と言う．
　お乳をのむ時期（誕生から離乳まで）をフロイトのリビドー発達論では「口愛期」と言いますが，フロイトはこれを前半と後半に分け，後半の攻撃的な時期を「口愛サディズム期」と名づけました．この時期の赤

ちゃんは，歯が生えてきたり，お母さんのお乳がだんだん少なくなってきたりすることで，フラストレーションを起こして攻撃的になるんですね．

少し大きくなると，そのフラストレーションは兄弟に対するコンプレックスに発展する．「他のきょうだいのように甘えたい．お乳をチューチュー吸ってみたい．本当にのみたかったお乳，弟や妹がのんでしまったお乳，私がまだお母ちゃんをものにしていないのにとられてしまったお乳．子どもには乳をのむ権利がある」と，A子さんは連想する．

さらに一転して，今度は「先生に対しても甘えてよいはずだ．私は先生の患者なんです」と言うと，カウチの上で赤ちゃんのような振る舞いをする．治療の中で，A子さんには母親をめぐる愛情希求の葛藤があることがわかってきます．

治療の中期になると，口愛サディズム期と相応するような行動が起きてきます．A子さんは諸事情から入院治療を受けていましたが，猛烈な食欲を起こして1人分の食事では足りずに外出している人の分まで食べていさかいを起こしたり，面接の約束をすっぽかしていなくなったりと，面倒をかけるようになってきました．

治療中，カウチの上で体を揺すったり手足を動かしたりする行動を「acting-in」，今申し上げたような治療室の外での困った行動を「acting-out」と言いますが，いずれにしても，この時期の特徴は，赤ちゃん返りのような口愛後期への退行現象が起こったということ．ただ，治療室の中で退行現象が起きる「acting-in」は治療操作できますが，治療室の外に出て行われる行動化（acting-out）は，治療のうえで非常に困ることがあります．

神経症レベルの患者さんであれば，acting-inとacting-outの区別ができ，治療の外でそういう行動化を起こすことは少ないうえ，起きても対処できる程度のものです．A子さんのケースは古典的なヒステリーですから，acting-outが起きてもそれほどひどいことにはならない見通しがありました．それに比べると，パーソナリティ障害の場合は，そうした外の行

動化に対処するのが難しくなる.

　そういうことがあると，治療の中でカウチを使うことが良いか悪いかといった議論も起きてきます．あまりリグレッション（退行現象）を起こさせない治療が求められるわけです．

　話を元に戻しますが，Ａ子さんの自由連想における退行現象はさらに続いていきます．片言まじりの幼児言葉を使って，「モウ，オチチノマンデモ，ネンネデキルヨウニナッタ，シュジュメ，チンチュク，チンチュク，シュジュメノコ」と子ども返りの話をしながら，幼児の振る舞いをする．弟との葛藤も現れます．

　今お話ししたのは，精神分析の古典的な技法で治療した例です．初期段階では治療がスムーズにいきますが，やがて治療にいろいろな形で変化が現れ不安定になっていったケースですね．

　退行現象を体験すると，並行して「自己の構造化」が起きてきます．退行傾向と拮抗して,人格を正常化しようという発達機能が働くのです．治療の内容によって構造化と退行現象の質は違ってきますが，Ａ子さんの場合は，カウチの上で自由連想をすることで口愛期の退行現象が起きた．そして，構造化が進むうちに，自分が母親に対してもっていた「愛されなかったという気持ち」はだんだん薄れていきました．

　そうするうちに，葛藤の内容が変化していきます．姉弟葛藤が起きてきたのです．その奥にはジェンダーの問題,ペニス羨望の問題があった．Ａ子さんが子どものころ，母親はＡ子さんの弟を溺愛していました．Ａ子さんの姉弟葛藤は自分にペニスがないことと関係していましたが，それは親の態度と関連している．

　一般的に，こうしたケースで患者さんが転移を起こしてくると，治療者はそれに対して揺さぶられる感覚をもつようになる．逆転移ですね．そのとき，治療者がそれを分析的に理解できればいいのですが，行動化やacting-inが起こると，中には不安を感じてそれを抑制しようとする治療者がいる．逆転移によって,治療者の側も行動化を起こすわけです．

この時期の治療が不安定になったり進まなくなったりするのは，「自己の構造化」という発達機能と「自己の退行傾向」との間で患者さんの心に緊張が生まれ，それが治療中に起こる転移・逆転移や現実の生活に刺激されて困った行動を引き起こすからなのです．

　Ａ子さんの症例は自由連想法によって精神分析を行ったケースですが，対面法で治療を行うときはこうした治療的な退行現象はあまり起こりません．まったく起こらないというわけではありませんが，先ほどのようなお乳に対しての幻想とか，あるいはオチンチンについての幻想とか，そういった事柄がそのままの形で話されることはまずないです．
　しかし，そういう幻想（ファンタジー）をもっていることは否定できないのです．人間にはそうした幻想が確かにあるのです．患者さんが頭の中で思っているのは，症状，生活の不満や満足，現実の中の主観や空想といった事柄です．しかし，本人が気づいていないだけで，心の奥には，誕生からこれまでのさまざまな体験の中で生まれ，自分を支えてきた幻想というものがあるんですね．
　幻想，ファンタジー，こういうものは夢になって出てきます．それを「内的世界」とか「内的対象関係」などと呼びますが，行動療法や認知療法ではこういう幻想を扱いません．外に出ている自分の行動を客観視して，そこで自分の行動を変えていく．あるいは，認知を広げていく．そういうものが認知行動療法です．
　それに対し，幻想というのは，その人のもっと深いところにある．幻想とは，子どものときからずっともち続けている「人間としての自分の思い」．父親との関係，母親との関係，兄弟との関係，あるいは赤ちゃんから成長する過程においての体験，そういうものの奥にある自分の思いですね．中にはそこにトラウマもある．
　対面法で精神療法を行っていると，それが見えてきにくいのですが，患者さんの心の奥には確かに幻想がある．だから，対面法で治療している間に，患者さんがこの幻想を夢に見たりすると，治療者は現れた行動

コーヒーブレイク　精神分析の治療頻度

　国際的には,「精神分析とは治療を週に3回ないし4回行うもの」という認識があります．週に1回とか2回しか治療しないものは精神分析とは呼ばず,「力動的精神療法」あるいは「精神分析的精神療法」と呼ばれています．

　日本では，1961年（昭和36年）に国民皆保険になったときに，精神科の治療の中に初めて精神分析という項目が入りました．他の治療との関係もあったのでしょう，週1回の頻度に決められた．今は月6回までの保険診療が認められていますが，それでも回数が少ないのは確かです．

　それに引き換え，フロイトは精神分析を週5回のペースで行っていました．患者さんはほぼ毎日，週に5回も治療に通ってくる．通うほうも仕事みたいなものですね．しかし，その頃の患者さんはそれが当たり前だと思っていたのです．

　ところが，現代人は仕事が忙しくなったり，病院から遠いところに住んでいたり，あるいは治療費がだんだん高額化してきたという事情があって，外国でもさすがに週5回も治療することはなくなってきました．週4回とか3回．それでも，週の半分以上は治療に通ってくるのが，本来の精神分析なんですね．

　家族にも誰にも言わない自分の秘密を，治療者にだけ話す．赤の他人の治療者に，自分というものをさらけ出していく．そして，自分が気づいていないことまで,「解釈」という形で治療者から指摘される．そういうものが精神分析です．そうすることで,「幻想」を自分で理解しようとする．神経症にしろ，パーソナリティ障害にしろ，慢性気分障害にしろ，病気になる核心には，子どものときからもち続けている内的葛藤が存在しているわけです．

　今は週4回ペースの精神分析が，日本でもぼつぼつ広がってきています．私も週4回の治療をしていますが，毎日のように来て話をしていると，患者さんは非常に楽になるようです．頻度の高い治療を受けている人とそうでない人とでは，明らかに違ってくるんですね．しかし，週4回の精神分析療法は例外的というか，それを一般化することは困難です．そこから得られた知識や，技術をとり入れて週1～2回の力動的精神療法が普及することが期待されます．

が理解できずに戸惑うこともあるのです．

　なお，表出する内容の深さは自由連想法か対面法か，という方法の違いにも関係していますが，治療頻度によっても変わってきます．

中期の治療過程

　中期の治療過程を，もう一度整理してみましょう．治療の中期では，先ほどのケースのように，同じセッションの中でも転移がさまざまに変化していきます．

　母親から受け入れられた，あるいは拒絶された，そういうことが治療中に次々と思い出される．自分（患者）と話しをしているときの母親の態度の中には，父親が母親に影響を与えた部分がある，子どもと触れ合わないような母親の態度には，父親（夫）から影響を受けている場合がある．また，患者と父親との関係で，受け入れられたとか，拒絶されたとか，そういうものも次々と出てきて，それが治療者に転移していきます．

　すると，患者さんに治療者-患者関係を否定的に判断しようとする態度が現れる．「先生はわかってくれない」などと言う．「何だか恥ずかしい」という発言が出たりする．中期になると，治療関係が成熟するのです．成熟してくると，本人のこれまでの出来事が転移となって出やすくなります．しかし，患者さんはその大元に両親との関係が潜んでいることには気づいていない．転移であることには気づいていないんですね．単純に「先生がわかってくれないんだ」と思っている．自分の気持ちの奥にある両親との確執や自分への不満には気づかず，治療者との現実関係だけに不満を感じている．ここに治療者との認識のギャップが起きてきます．

　その一例として，治療が進む中で精神病に至ってしまったケースについてお話しします．

51歳　D子さん　主婦

　D子さんは，継母との関係を整理したいと言って，私のところに治療を求めてきた人です．ただし，「関係を整理したい」と言っても，継母

と同居しているわけではありません．継母は隣の県にある彼女の実家に住んでいる．日ごろの交わりはありません．

つまりD子さんは，心の中のお母さん（継母）との関係を整理したい，そういう心的現実を抱いているわけです．初診時面接をすると，礼儀正しいがオロオロしていて落ち着きがない．話し始めても，主語がとんだり，抽象的だったりしてわかりにくい．どこか関係をもつということの障害がある．非常に勘の鋭いところがあるのはわかるのですが，順序だてて説明できない．言語化できないんですね．そういう認知機能の障害があるのではないかと思わせた人です．

父親はA県の豪農の長男だったのですが，派手好みな性格だったためか，高級反物の行商をしていました．農業をするよりは，行商をするほうが好きだったのでしょう．ところが，父親は仕事先である女性と仲良くなり，そのためD子さんの実母と離婚してしまいます．実母は，1歳の乳飲み子だったD子さんと2歳上の姉を婚家に置いて実家に帰ってしまいました．

父親は早熟だったのか，19歳のときに近所にいた当時20歳のD子さんの実母と結婚したのだそうです．ところが，実母が離婚して実家に帰ったすぐ後に不倫相手と再婚し，後妻として家に入れます．その後妻にもすぐに娘が生まれた．つまり，同じ家の中に似たような年の赤ちゃんが2人いるという状況になりました．そのため子どものときは同居していた祖父母にも育てられた．そういう複雑な家庭だったわけです．

D子さんは高校，短大を卒業して幼稚園の保母さんになりますが，子どもたちの面倒がうまく見られずに退職．夏に友だちに誘われて東京見物に行きました．帰路は友だちと別れて1人で帰ることにしましたが，東京駅で迷子になった．そこで，気分が悪くなって卒倒しそうになったところを，ある青年に助けられます．博多に帰ると言うと，僕もそこに帰るから一緒に汽車に乗ろうということで，東京から博多まで同じ列車で帰ったそうです．

博多駅に降り立つと，その青年がお茶でものんでから別れましょうと言ってお茶に誘ってくれた．それがきっかけでその青年とつき合うようになり，D子さんとその青年は結婚します．
　この青年は割に礼儀正しくて，きちんと彼女の父親のところへ出向いて「結婚させてください」と挨拶するまで，D子さんと性的関係をもたなかったといいます．子どもは2男1女の3人．長男はアスペルガー症候群と診断されて，小さいときから精神科医の治療を受けています．
　D子さんは子どもを育てながらパートで働いていました．そのパート先の上司の男性は，D子さんの話を非常によく理解してくれた．気持ちも通じる．D子さんは主語がとんだりして話があまり通じない人ですが，感覚的にはとても鋭いところがある．しかも少し偏っているところがあり，好みの人とそうでない人に対する態度が違う．この上司は彼女の好みに合う人だったらしく，あるとき，偶然その男性の手が触れたときに，全身に電気が走り，夫には感じたことのない刺激がD子さんに伝わった．夫はと言えば，長く一緒に暮らしているのに話が通じない．真面目な人だけれど感覚的に2人の間にはズレがあったようです．そのうえ，「夫はパチンコにのめり込んで借金がかさみ，夫の両親に助けてもらった．そういうことで私も夫の両親からよく思われていない」という．

　そんなときに，D子さんはメニエール病にかかり，近所の内科医に行ったところ，B大学精神科を紹介され，身体化障害と診断され，そこでE医師から精神療法を受けることになりました．しかし，治療者（E医師）が面接室を鍵で開けるたびに性的虐待の不安を感じ，治療を2か月で中断してしまいます．しかし，その後思い直して，精神分析を週2回受け続けます．途中，E医師が大学を辞めて市中のクリニックに移ったので，勧めに従ってそのクリニックで引き続き治療を受けるようになりました．
　「E先生は実に親切でよく話を聞いてくれ，私の生い立ちや夫のことなどをよく理解してくれた．通うのが楽しかった」

しかし，

「多忙な先生は昼休みもとらず，ちょっとした合間に食事をするらしく，部屋にいると食べ物の匂いや先生の個人的なことが何か私にサインを送っているとしか思えないようになった」

明らかに「転移」ですね．これを「転移性恋愛」と言います．

治療が性愛化転移で動かされるようになってきた．これは先ほどの上司に対して感じた感情が治療者に移ってきたんですね．その奥には父親を求める感情がある．そのうちに先生が受付の看護師さんと，自分には見せないような笑顔で話し合っているのが気になるようになった．こうなると，先生が父親で，この看護師さんは不倫をしていた継母ですね．そういうことがここへ転移している．

そして，ここで現実吟味能力が後退し始めてくるんですね．その頃から「受付の看護師が冷たい態度を見せるようになった．先生とその看護師はできているとしか思えない」と考えるようになり，夫にその話をした．夫はその話を聞いてE医師に会いますが，話は平行線のまま．結局，D子さんはE医師の治療を受けるのをやめることになりました．

そしてE医師の紹介であるクリニックを受診するのですが，治療を断られます．さらに別のクリニックにも行きましたが，E医師とつながりがあるという理由でここでも診察を断られた．そこで，もう行くところがなくなって，私のところへやってきました．E医師と私との関係は知っていたようで「面倒を見てくれ」という気持ちもあったのでしょうが，子どものころの祖父に頼るしかなかった心的状況の再現ともいえます．

先のアクビ発作のヒステリー患者A子さんの場合は治療をしていくうちによくなっていきましたが，このD子さんのような場合は精神病状態が起きることがあります．これを「転移性精神病」と言います．もちろん治療関係だけで起こるわけではなく，先ほどから申し上げているように，認知機能の特徴が基盤にあり，現実検討が一時障害されるよう

治療の過程 ● 101

な脆弱性があったことが原因になった可能性もあります．

　この場合は，患者さんのパーソナリティの問題に加え，この患者さんの言う通りとすると治療者のほうもケアレスでした．いくら忙しくても治療室の中に食べ物の匂いをさせてはいけない．個人的な情報を患者さんに知らしめる事柄には慎重でなければなりません．特に，D子さんは生い立ちのせいもあって，人に関して非常に勘が鋭いところがあった．こういう敏感な人は，ちょっとしたことで相手のことを瞬時に感じとる．そのうえ，複雑な家庭の中で愛他主義が育まれていたことも，それを助長した．愛他主義とは，自分が犠牲になって相手の役に立とうとすることですね．

　そういう患者さんが治療に通ったときに，治療室に食べ物の匂いがしているとなると，「この先生はどうしたんだろう」と思うことがある，面倒を見てあげたいという気持ちがむくむくと起きてくることもあるのです．そうして，そういう転移と逆転移の関係の中で精神病状態になってしまったんですね．

　ですから治療をするときは，やはり個人的な情報を相手がどう感じるかということに対して，気を配る必要がある．やむを得ず個人情報が漏れてしまうこともあるでしょうが，不用意に不必要情報を漏らすと，患者さんを惑わせることになります．治療者は，普段から自分の実生活をちゃんと管理しなければいけないということです．

　その後，D子さんは週1回きちんと治療に通ってきました．50分の対面法で治療しましたが，はじめのうちは私にも警戒的で，面接場面でも緊張がみられました．そして，「前の治療者が再三無言の電話をかけてくる」といって，とうとう携帯電話を変更するほどでした．

　数か月後，私が国際会議で外国に出かけたときに，D子さんから「前の治療者が外国から無言の電話をかけてくる」との報告がありました．このときに外国に出かけたのは私だけなので，その事実は伝え，前の治療者であるE医師への複雑な屈折した思いを解釈しました．それに対して，D子さんは，「あの先生は本当によくして下さいました．でも，

あの受付の看護師は許せない．私が通ってくるのを邪魔していた．あの方がそれを止めきれなかったのは2人ができているからです」と答えました．

私は，聴くことに徹し，D子さんの話から，父親，継母へのうらみの明確化と直面化をはかりました．8か月ほど経ったころ，「体調がわるかった．先生がブラジルの学会に行かれたとき，しがみつくものがなくて…私は子どものときから頼るものがなくて…」と報告しました．私に対する祖父の転移，その奥には幻想的母親を求める心が働いているのだろうと思いました．

次第に私には打ちとけて，3人の子どもへの心情を語るようになりました．そして，夫の自分への理解のなさを述べたてました．やがて，姑，夫へこれまで見せなかった強い自己主張をするようになりました．

その頃，トルストイの訳本を持ってきてその一節を披露しました．私は，子どもが絵本を母親に読んで貰う心情を思いました．

その次の回では次のような話をしはじめました．

「実母とは生前2回ほど会ったことがある…2度目はもう癌で亡くなる直前だった…家族みんなで病院に行った．夫も来てくれた．実母の再婚先の人はよくしてくれて，私たちをあたたかく受けいれてくれた．しかし，あのとき，母親の看病を言いだせなかったのが悔やまれる．母は特に求めなかったけど…」

「先週一人で亡くなった実母の再婚先の市まで行った．再婚先の家を外から見たけどきちんとした家だった．母には母の人生があったのだと思った」

「帰ったら今までヤンキーな娘と思っていた長女がいとおしくなった．無闇に叱ったりしてご免ねといったら娘が泣きだした．あと私がネックレスをしたりするときに，今までなかったことだけど手伝ってくれる」

D子さんはその後1か月の間に実母の再婚先の土地を5，6回訪ねて歩いています．そして，次の回に「両親が離婚した子どもへ贈る本」を持参．やがて，E医師への嫉妬妄想が揺らぎ始め，

「この頃前の先生に悪いことばかり言って騒ぎたてたことが恥ずかしい．迷惑だっただろうなと思う．自分はたいへんなことをしたと落ちこむ」
と述べるようになりました．そして，

「息子が交通事故を起こした．夫はその事故処理ばかりで事故を起こしたことへの感情は何もない．聞いていたら，息子に"お前は車間距離のとり方が下手だ"と言った．後で，"さっき車間距離のとり方が下手だと言ったのは，私がE先生にそうだと皮肉ったの"と尋ねた．夫は否定したけど」
と報告．そのとき，初めて前の治療者E医師の固有名詞を使ったことを指摘すると，

「言われてみればそうですね．前の先生の所をやめて行ったクリニックで，そこの先生に"あなたたちは三角関係になって距離のとり方を間違えた"と言われた．そのときは馬鹿にしていると腹が立った」
と答えました．そこで，私が「今考えてみると，あなたも前の先生に異性意識があったの？」と解釈すると，

「否定できない．いくらかあったと思う」
と肯定しました．

その後，

「今日，茶碗を洗っていたら，前の先生の治療を受けているときのことがふと思いだされました．何かずっと昔，私を真剣に世話してくれた人がいた．あの人のようだと思った．具体的にその人がいたかどうか思い出せないけど」
と，内心の幻想が前の治療者の治療で誘発されたことを語りました．私は，「本当のお母さんに会ったような気持ちかも知れない」と介入しました．

また，一時，退行して現実検討が不安定にもなり，私への不満を述べることもありましたが，治療開始後1年たった頃には，

「何ごとも私に原因があった．職場の上司はもともと男性と思ってい

るので何事も起こさなかった．あの人は"先生"と思っていたのに，私の心のどこかに男性と思うところがあったので変なことになった．すべて私に原因があるとわかったから何か心が落ちついた．夫にも優しくできるようになった」

「娘がいったん出かけたのに，"鍋，鍋"と言って家に戻ってきた．寒いので鍋料理にしようとしているのを出かけるときちらっと見たらしい．何とか屋の名代のハンバーグを用意しても見向きもしないのに，私の料理の鍋とか茶碗蒸だとよろこんでとんで帰ってくる」

と報告．私は「あなたが創ったあなたの家の味？」と自己評価をたかめる介入をしました．これに

「そう言われると複雑．私の味はそのままではないが，元をただせば継母の味」

と答えました．これに対して，私は「人間の複雑さに気づかれましたか」と直面化すると，彼女は，

「頼りにしている下の息子が主人よりも私の父親に仕草などがそっくり．あれだけ嫌っていた父親なのに」

と述懐しました．「人には気に入らないことも受け入れねばならないことがあるというわけですね」と介入すると，「そうです」と素直に肯定しました．

その後，夫の父親の病気，入院，死亡などがありましたが，その世話をめぐって姑にも頼られるようになってきました．私のところに来たときの主訴である"継母へのこだわりを整理したい"も解消したようで，本人の申し出を受け入れて2年2か月で治療は終結しました．別れに際し，「治療を終えたことを前の先生にも伝えたいけどよろしいですか」と尋ねると，「あの先生には本当によくしていただきました．あの先生がいらっしゃったから先生にも会えたのですし．よろしくお伝え下さい」と涙ぐみやがて爽やかな笑顔で立ち上がりました．

D子さんの症例で考えることは人の心の中の未解決な問題，その幻想

がおかれている状況によっていろいろな形で現れるということです．

ふつうの人間関係でも，特に治療関係のような状況では転移となって現れ，ときに，逆転移との関係もあって現実検討能を失い精神病状態さえ生じるということがあるということです．

治療における現実関係を認識する重要性

治療の中期は，いろいろな不安や喜び，憎しみ，怒り，恥ずかしさなどが変転して現れる時期です．これを「情動の調律」の時期といいます．情動の変転が起き，身体表現を伴うさまざまな感情が入れ替わり立ち替わり現れるのです．「情動の調律」とは，患者さんの内的な状態を読みとり，それに同調するような反応を示して情動を明確化すること．

そのためには，治療者はそうした情動にいちいち揺り動かされることなく，「対象恒常性」をもっていなければいけません．冷静にある一定のスタンスを保っておかなければいけないわけですね．

そのためには，患者さんの「今，ここで」の体験に配慮する必要があります．「患者さんは今ここへ来て，私との関係の中で何を体験しているだろう」ということを考えることが重要なのです．

ではそういうときに，治療者はどういう心的作業を行ったらいいのか．ポイントは2つあります．

1点目は，「今，患者さんの心に起きていることはどんなことだろう」ということを考えること．

そのとき，「患者さんはそれを完全に受け入れているか」ということに思いをめぐらすことが重要です．患者さんはなんとなく不安になったり，治療者に対して疑問をもったり，治療者に好意を示したり，あるいは親に対して疑念を感じたりしているけれど，これを本人が受け入れることができるかどうかを考えるのです．

そして同時に，治療者の，つまり自分の心に起きているのはどんなことか，ということも考えなければいけません．

2点目は，治療者-患者関係について考えること．

治療者との関係を，患者さんはどう思っているのか，あるいはそこに何を期待しているのか，を考える．そして，その考えが現実的か転移性かを吟味する必要があります．

そして，この場合も，1点目と同じく治療者側の心理を吟味する．治療者が考えていることは現実的かどうか．逆転移を起こしている部分はないだろうか，と常に考えるわけです．

情動の調律と情動の発達

心的作業に慣れていくと，そういうことを考えることがむしろ楽しみになってきます．私は，精神療法がそれほど難しいものだとか，厳しい試練だとか言っているわけではないんです．治療はいつも患者さんとの共同作業．情動の調律と言いましたが，つまり，共感するとか，気持ちが通い合うとか，信頼し合うといったことが基本なんです．そして，言語化することで患者さんに対する心配や共感が確かなものになっていく．

そうしているうちに，患者さんも自分と治療者を分離し，自分感覚というのをもち始める．「個体化」が起きてくるわけです．こういうものを最近では「メンタライゼーション（mentalization）[4]」と呼びます．つまり，他人は他人，自分は自分ということを認めて，相手の気持ちになって考えながら，自分の意見をきちんともつことができる，ということです．

皆さんが患者さんと話をするときは，とにかく患者さんの話にじっくり聴き入ってください．患者さんはそれによって，「先生とお話ししているときに，先生は非常に思いやりをもって聞いてくれている」と思ってくれる．そして，「自分が多少不満を言ってもそれを許してくれる．この先生は私の話をちゃんと聞いてくれる心の広い人だ」と信頼し始める．

そうすると，患者さんは自分の気持ちをどんどん話してみようと思う

ようになる．言語化が起きてくるわけです．自分のことを言葉で表現していくうちに，「先生とはこうして共同作業をしているけれど，そして，先生は自分のことを受け入れてくれているけれど，自分たちはもともと違う人間だ」という気持ちが起きてくる．「先生と自分は赤の他人なのに，先生はちゃんと聞いてくれる」というわけです．そして，治療者の自分に対する感情が理解できるようになってくると，自分についても考えるようになる．そういうことが「メンタライゼーション」なんですね．

ピーター・ホナーギー（P. Fonagy）[4]は，母親と乳児の間にはメンタライゼーションの原型がすでにみられると言っています．母親が赤ちゃんを抱っこしてお乳をのませ，話しかけたり，ほおずりしたりする．赤ちゃんは母親の好意や温かさを感じとり，安心感を抱く．非常に満たされたものを感じる．それは母親に対する気持ちを感じているだけでなく，自分の体の中に安心感や満たされた気持ちがあることを感じているわけです．つまり，相手を認知するだけでなく，自分の感情も認知するようになったということ．そういうことが，すでに早期の母子関係の中に生まれているわけです．

このほか，メンタライゼーションは人格発達の過程でも起きてきます．精神療法の過程で起こる「情動の調律」期には，そうした母子関係をなぞるようなメンタライゼーションが出現します．だから，その時期は説得したり説諭したりするような強い態度はなるべく控え，まずは聴き入って相づちを打ち，そして尋ね，そして共感することが大切なのです．そういうなかで，患者さんは自分が見守られているという感覚をもつ．それが自分の環境を認知することにつながっていく．

そうした情動の調律が中期には起きてくるということなんですね．

Q&A

[Q] 治療者と患者さんとの間に，今ここで起きているということが転移，逆転移になるのですか？

[西園] 今起きていることの中には転移と逆転移が含まれている，ということを絶えず頭に入れておかなければいけないということです．

　転移とは，本来そこに起こるのはふさわしくないような関係があって，それが過去の人間関係を再現していると考えれば理解できるもの．たとえば，患者さんがあなたに対して「先生はとても優しくて，今まで会ったこともないようないい人だ」と期待したとします．あなたのほうはその人に格別な態度で接しているわけではないのにですね．つまり，患者さんは非常に陽性の信頼感を寄せているのですがその程度や質が実態にそぐわない，ということが起きているのです．そういうものを「転移」という．

　逆に，あなた（治療者）のほうは別段その患者さんに差別的な冷たい態度で接しているわけではないのに，患者さんは「先生は私を誤解している．冷たくしている」と，ひがんでしまうことがある．あなたが非難されるようなことは一切ないと思えるのにそうした望ましくない態度をとられることがある，これも転移，これは「陰性転移」といいます．先ほどの転移は「陽性転移」ですね．

　こうした転移は，治療していれば必ず起きてくるものです．なぜかというと，過去における対象関係がそこで必ず繰り返されるからなんです．対象関係は対人関係とイコールではなく，ここでいう対象とは幼児期の対象である親（特に母親）を指しています．つまり，対象関係とは親子関係もしくは母子関係に由来していることですね．

　ともあれ，治療者-患者関係は，現在の現実の関係だけにとどまらず，必ず転移も伴うということです．この現実関係とは，患者さんが「私のうつ病を治してください」ということに対して，治療者が「では，あなたを治してあげましょう」という約束をする，医師と患者さんとの常識的な範囲の関係のことですね．ただ，現実関係だけではないとはいっても，治療の底に確固と

してあって治療をなりたたせるのはやはり現実の関係なのです．

[Q]　治療者の個人情報は必要最低限しか患者さんに伝えないようにすべきとおっしゃいましたが，たとえば，患者さんから「先生は結婚しているの？」とか「年はいくつなの？」と聞かれた場合は，どのように答えるのがよいのでしょうか．

[西園]　ものすごく実際的でしかも大事なことを問題提起してくれました．あなたはどうしていますか？

[Q]　私は，自分の勝手な思い込みかもしれませんが，言って差し支えない患者さんだったら正直にしゃべってしまいます．

[西園]　言って差し支えない人と差し支えがある人とは，どう区別していますか？

[Q]　たとえば，結婚しているかいないか，子どもがいるかいないか，といった話題の場合は，結婚などに関して問題がなさそうな患者さんには話しています．

[西園]　それをもう少し学問的に整理すると，支持療法のときには個人情報を提供しても治療に影響しないということです．精神分析のように，その人の幻想を問題にする治療では妨げになることがあります．

　支持療法とは，患者さんの話を聞いてサポートしてあげるもの．励ましてあげたり，ほめてあげたり，いわば人間関係における社交の延長線にあるような治療ですね．こういう場合は，個人的な情報を提供しても別段問題にならない．ですからそういうときは，「結婚していますよ」とか，「いやまだです」とか，「相手を探しているんですけど…」などと言えば，「ああそうですか」と，そこに人間的なふれあいが生まれる．

　しかし，精神分析となると深い転移が起きてくるので，個人情報によって幻想がかき立てられ，治療が妨げられる場合があるわけです．そういうときは，「あなたの治療の場合は，治療者の個人情報を提供しないことになっています」と答え，「むしろ私は，あなたが私の個人情報に興味をもったということに，興味をもちましたよ」と話す．患者さんは，「私の話ばかり聞いて，先生は何も言わない．私だけしか話していない」と，不満を言うかもしれない．そのときは，患者さんは私（治療者）が本当に話を聞いているのか疑問をもって

いるんじゃないか，と考えるべきだと思います．そういう不満や疑念に対しては，じっくり話を聞いてあげると解消して，不満は聞かれなくなります．

夢の解釈

　中期では，患者さんはしばしば夢の報告をし始めます．ことにカウチを使った自由連想法による精神分析のときにそうです．対面法の場合でも，患者さんが自由に話すことに聴き入っているような治療関係のとき，夢の報告がされます．フロイトが「夢は無意識への王道である」と言ったように，精神分析では夢を非常に重要なものと考えています．

　フロイトは，自分の仕事の中で「夢の解釈」が最も輝かしい業績だと言いました．皆さんの治療経験だと，治療の中で夢の解釈をすることはあまりないと思いますが，精神分析の基礎知識として，夢がどういう意味をもっているかということは知っておいてください．

最初の夢報告は重要である

　まず，夢の解釈で大切なことは，「最初の夢報告は重要」ということです．治療の中で，患者さんが初めて夢を報告する．「私はこんな夢をみたんですが…」．治療の中で一番初めに報告された夢の話はとても大事なんですね．

　その夢には，患者さんの「コンプレックス」や「中核葛藤テーマ」といった，本人にとっての「本当のこと」が関係しているからです．その夢からは，生活史の中の親子関係の葛藤と，それが解決しないために現実生活の中でもその葛藤が繰り返されていることなどが見えてきて，治療者に対してもその葛藤を転移させてくることが予想されます．

　ただ，夢を最初に報告されたとき，比較的経験の少ない治療者であれば，「その夢は，今は意味がわからないかもしれないけれど，この先，治療しているうちにわかるようになるかもしれない．その夢は覚えておきましょうね」と言っておくのがいいかもしれません．

フロイトの夢解釈

フロイトが夢の解釈を最初に行ったのは，『あるヒステリー患者の分析の断片』[12]という論文の中です．これは以前皆さんにお話しした＜ドラの症例＞です．

この症例は残念ながら治療が中断したため，最後までちゃんと患者さんを治してヒステリーを論じたものではありませんが，「ヒステリーの症状には意味があり，その意味は夢の中に現れている」ということが言葉巧みに記されています．症例には「火事の夢（p17 参照）」と「ママの手紙の夢（p17 参照）」という 2 つの夢の話が出てきます．フロイトはその意味を分析し，18 歳のドラに，その夢の解釈を話して聞かせるのですが，ドラはそれによってかえって不安を起こし，治療から脱落してしまいます．

これはどういう夢だったかというと，前に一度紹介したので内容は省略しますが，どちらも「性的な葛藤が夢の中に出てきている」といった内容の夢です．「性的な葛藤，つまり，性というものが抑圧されてヒステリーが起こった」と，フロイトは説明しています．

「夢を報告することで，患者は自分の心の中のある側面を表に見せてくれる．だから夢を正しく解釈すれば，本人も自分の性的葛藤に気づくことができる」と，フロイトはこの論文の中で述べています．ただし，この頃まではまだ，フロイトの夢解釈がいささか未熟であったことは否めません．

それから 10 年ほど経ったころ，フロイトは『ある幼児期神経症の病歴より』[19]（1914〜1918 年）という論文を発表します．これは＜狼男の症例＞といわれるロシア貴族の青年患者のケースです．この患者さんは非常に複雑な病気をもっていた人です．今で言えば，ボーダーラインのような患者さんで，精神病と神経症の両方を併せもったような症状にたいへん強く悩まされていました．

精神医学の父といわれるクレペリン（E. Kraepelin）の治療を受ける

ために，彼はミュンヘン大学の精神科を訪れます．しかし，クレペリンの治療を受けても治らない．それでベルリンの国立病院に回されます．しかし結局は，そこの医長が，「あなたの病気はフロイトの治療を受けないと治らない」と言って，フロイトに紹介した．そこでこのロシア青年はウィーンのフロイトのもとを訪れ，精神分析治療を受けることになったのです．

彼は，治療中ある夢をフロイトに報告します．その夢とは，「家の裏庭の木の上に6, 7匹のオオカミが座っていて, こっちをじっと見ている」というものです．この夢の解釈が先の論文に書かれているのです．

＜狼男＞は父親に大変かわいがられていた青年で，自分も父親にかわいがられようとするのですが，そう思うことにある種の不安をもつようになる．彼は，幼児のとき夜中に両親の寝室に行ったところ，両親の性行為，それも後背位の行為を目撃した．それを思い出して，父親に好かれるということは，ああいう性行為をされること，自分がそういう受け身的立場になることだと思うんですね．それに対して非常に不安を感じている．狼ににらまれているとの夢の意味は父親に愛されることは自分が駄目にされることを意味するといったことから，そういった父親との関係が込められていると説明しています．この論文には，そういう夢解釈が綴られています．

フロイトはここで，「受け身的立場に立たされる不安」を力説しています．これはフロイトが生きていた時代の精神とも関係しているといわれていますが，ともあれ，狼（父親）ににらまれて怖がる夢は，受け身的立場から来る不安と葛藤の象徴だというわけですね．

この論文には，フロイトが夢をどう理解するかという下記のような「夢解釈技法」も記されています．
　① 患者が見た夢を要素に分けて，一つひとつの部分ごとに連想する．
　② 夢の中で最も印象に残っている部分について連想する．
　③ 夢の全体の印象を話してもらう．

④ これで夢の意味が解けないときは，定型（準定型）夢※を活用する

※「定型」「準定型」は「類型」「準類型」とも訳される．

　定型夢というのはある夢の表現は個人差を超えて多くの人に共通する意味をもつというものです．それに近いものを準定型夢と名づけました．フロイトは夢を解釈するための「辞書」をつくったのです．それは彼の『夢判断』[10]で明らかにされていますが，たとえば，家屋が夢に出てきたら，その意味は○○だと翻訳されます．

　平屋だったら男性，張り出しやバルコニーの付いた家は女性．王や王妃が出てきたら両親．小動物，害虫が出てきたら子どもや兄弟．水中への墜落，あるいはそこからはい上がることは，出産を意味し，旅立ちや汽車旅行は死を意味する．衣服，制服，これは裸を意味する．

　数字の3は男性性器．ステッキ，傘，棒，木，長くて突き出たもの，メス，短剣，槍，サーベル，体に進入して傷つけるもの，小銭，蛇口，ジョウロ，噴水，吊りランプ，シャープペンシル，鉛筆，ペンシル，ペン軸，爪やすり，ハンマー，ある種の爬虫類，魚類，蛇，帽子，オーバーコート，これらもすべてペニスを意味し，飛行は勃起を意味するとされます．

　くぼみ，溝，洞穴，管，瓶，箱，小箱，トランク，筒，荷箱，ポケット，岩，森，水のある風景は女性性器，戸棚，かまど，部屋は子宮であると考える．玄関，ドア，礼拝堂は陰門（女性外性器）．カタツムリ，貝類，女性性器，木材，紙，机，本，これらは女性．リンゴ，桃，果物は乳房．森や藪は陰毛．宝石や宝物は愛人．甘い物は性的愉悦．カッコウ，枝を引き裂く行為，これらはオナニー．ダンス，乗馬，山登りなどといったリズムを伴う運動，あるいは車にひかれることは性行為を意味する．

　よく考えたものだと思いますが，こうしたことを患者さんの夢に当てはめて解釈することを奨めたのです．

　フロイトの「夢解釈」に関しては『夢解釈と実際に関する覚え書き』[22]（1923年）という論文があります．これは1921年の9月に同僚と一緒

にハーツ山に山登り旅行をしたとき，同行者に語ったことを文章にしたものです．

この主旨は，精神分析で夢を解釈するときは次に述べる4つの技法のいずれかを選択して行う，というものです．

① 夢に現れた要素の順序通りにとり上げる．

夢に出てきた順序で連想してもらうわけですね．たとえば，「昨日，友だちと山に登った．途中で友だちがいなくなって，心配して探した」という夢を見たら，「山登りをした友だちについて」，「消えた友だちについて」，「森について」と，順番に連想してもらい，そういう中に今の友だちへの敵意などが夢に現れているかもしれない，と解釈します．

② 夢の途中の部分でも，感覚的に強烈なものからとり上げる．

「友だちがいなくなってびっくりした」．そういうことから始めるわけです．

③ 要素はまったく考えず，昨日起きた出来事について尋ねることから始める．

「その前日，あなたに何か印象的な出来事がありましたか？」．前の日の出来事を夢の中の材料としてとり込むことはよくあります．それを尋ねることで，幻想が夢に影響しているものを探り出そうというわけですね．

④ 解釈技法に慣れている患者には，夢についての連想を自由に始めてもらう．

精神分析を長く続けていると，①〜③までの解釈技法に慣れている患者さんもいます．そういう患者さんには夢全体の話を始めてもらう．「その夢について自由に連想してみてください」と．

こういう技法を適宜選んで解釈を行っていくわけです．ただし，抵抗が強くて連想がよくできないときは，解釈の作業が大変重要になってくる．「あなたはそのとき，何か怒りを感じたのでしょうね」というようなことですね．

> **コーヒーブレイク　顕在夢と潜在夢**
>
> 　フロイトの言う「夢解釈」がどういうものかということを，もう少しお話ししましょう．
> 　われわれが「昨日こんな夢を見た」と言葉にすることができる夢を「顕在夢」といいます．日常，思い出せるものですね．ところが，実はそれには「幻想」が隠されたものだというのがフロイトの考えです．これを「潜在夢」という．フロイトが注目するのは，ここのところ．潜在夢は無意識の領域であり，欲動をめぐる葛藤を解決する方法として潜在夢を利用するのだというのです．
> 　「解釈」とは，表に出ている顕在夢を無意識の思想をもって潜在夢に翻訳していく作業のことです．ただし，翻訳しただけでは意味がなく，それを患者さんの精神分析に利用していく必要がある．たとえば，友人に対する敵意や殺意が潜在夢に現れたと解釈したら，それはその人の中で未解決となっている父親への憎しみがそういう形で現れてきている，というように展開していく．夢だけの問題に終わらせず，それを患者さんが本来もっている根本的な問題の解釈へと進めていくのが，精神分析の治療だというわけです．

現代精神分析家の「夢解釈」

　フロイトの時代だけでなく，現代の精神分析家も夢解釈を行っています．

　最近では精神分析も，フロイトのように中立性を保ちながら過去を理解するために自由連想を活用するという技法は過去のものになりつつあり，"here & now（ここで，今）"技法の発達とともに，治療者－患者関係の中に現れた患者さんの感情や態度などを大事にしながら，過去の事柄をたぐり寄せて問題を解決する方法が主流となっています．夢解釈も，本人の無意識の葛藤を発掘することから，今は治療関係を夢の中にどう見るかということに重点が移ってきています．

　治療の初期は，前の日の体験の名残りとか夢の報告に焦点を当てて，自分の心の中を眺める「内省」を強化します．自分の夢をなぞることは，「自分の内的世界（内的対象関係）」を見る「観察する自我」を確実に強化することにつながっていくのです

　中には，夢を報告するのが面白くなるのか，夢ばかり3つも4つも報

告する人がいます．ただ，それも「抵抗」である場合があります．夢を報告することによって煙幕を張るわけです．夢を理解するには，そこに現れた抵抗を明らかにする必要もあります．

また，それから夢の中の「友だちが消えていなくなる」のは，友だちへの敵意や殺意をそういう形で表現している場合があるといわれます．それは友だちへの敵意を見ることに不安を感じているのかもしれない．夢の中に現れるそういった防衛機制を明らかにすることも，夢解釈のうえで重要なことなんですね．

あるいは，夢の中に現れる転移にも留意する．夢の中で，たとえば，女性患者がある中年男性とダンスに行った．非常に楽しかった．そんな非常に単純な夢が，実は治療者に対する性愛化転移ではないか，あるいはその兆しではないか，ということも考える必要があるんですね．

治療の中期・後期になると，先ほど言った治療者に対する性愛化転移をはじめとする転移が，さらに複雑な形で現れます．無意識の内容が重要になる．そして，それを転移と関係づけしながら解釈していきます．

なお，精神生理学では「夢み（ドリーミング・Dreaming）」には，脳を守る役割があるといわれていますが，精神分析と脳生理学の対話が期待されるところです．

私と親交のあった対象関係論の立場に立つイギリスのパデル（J. Padel）[57]が，夢解釈について私に語ったことによると，「対象関係論に基づく分析とフロイトの古典技法との間に本質的な違いはない」，そして，「夢解釈に専念することなく，患者の心の中に真っ先に浮かんでくるものをまず扱うべきである，というフロイトの助言は守られるべきである」と言っています．つまり，治

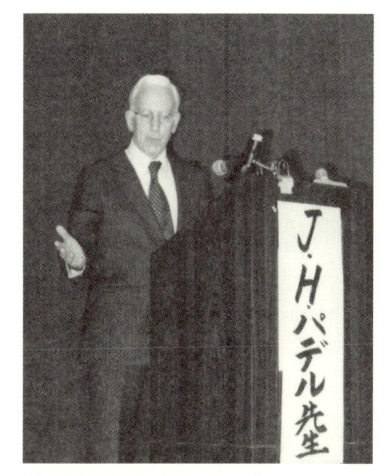

第26回日本精神分析学会で特別講演をしたパデル（福岡，1980）

治療の過程 ● 117

療と無関係に夢解釈ばかりしていてはいけない，ということですね．パデルは，フロイトが主張したように「夢は無意識への王道である」ということも力説しています．

　対象関係派とは，簡単に言うと"here & now"（ここで，今）ということを大事にするグループです．こういう人たちは，過去のことよりも，現在生じている転移関係の特徴こそが夢の中に現れていると主張します．そして，それを解釈しようとする．

　彼らは，連想のつらなりの中に潜んでいる性的願望を探ったりするより，夢の中の悪い対象や脅威的な対象を扱って，誤って悪くなってしまったものを正そうとすることが治療であるとしています．

　しかし，そういう側面の違いはありますが，フロイトの『夢解釈の理論と実際に関する覚え書き』（1923年）が，現代においても臨床現場への豊かな助言を含んでいることに違いはありません．

「解釈」と「介入」のテクニック

治療者の「介入」の仕方

　次に中期における治療者の作業についてお話ししたいと思います．治療者は患者さんの話をじっと聞くわけですが，ラングス（R. Langs）は，「カウチで自由連想する45分のセッションの中で，質問はせいぜい2回か3回にしておきなさい」と言っています．「聴き入っていたらよくわかる．それ以上質問したり発言したりするのはやめなさい．そうすれば，もっとずっとわかるようになる」と．

　このように，まずは聴き入ることが大切なんですね．そうして，その間に治療者が適切に介入する．介入の仕方には，次にあげる5つのポイントがあります．

　① **質問の形式をとる．**

　時に「あなたはお父さんに対して敵意をもっているんだ」などと断言する治療者がいますが，それは患者さんに非常に押しつけとなります．

そうではなく，質問という形で，「お父さんに対して，よくある種の怒りといったものを感じることがあるんでしょうか？」と，あくまでも患者さんと対等の立場で，しかも質問するという形式をとる．

② 「明確化」する．

明確化とは，患者さんが報告した中にあいまいな話，あるいは以前と食い違った話があったときは，質問しながら内容をはっきりさせること．質問しながらもはっきりと，「もう一度そこのところを説明してください．私にはこの前おっしゃっていたことと少しニュアンスが違っているように感じられるのですが，どうなんでしょうか？」というようなことを言う．患者さんは自由連想をしているわけですから，いろいろな防衛機制を働かせたり，あるいはだんだん自分の心がわかってきたりすることで，以前と違うニュアンスで話をすることがあります．そういうことを確かめる．事実を確認する．それを「明確化」といいます．

治療同盟あるいは作業同盟ができていれば，患者さんは，明確化してもあまり抵抗を示すことはないですね．むしろ明確化されることで，患者さんは自分に気づくことが多い．話に聴き入りながら，「もう少しそこのところを説明してください．こういう意味ですか？」と，場面に応じた上手な明確化を図ってください．上手に明確化できる治療者は，精神療法家として非常に有能だといえますね．

③ **相づちを打つ．**

話を聞いたとき，ときどき適度に相づちを打ってあげる．相づちを打つときに気をつけなければいけないのは，治療者の語調です．

④ 「直面化」を図る．

直面化は英語でコンフロンテーション（confrontation）といいますが，これは患者さんが報告したことに関して患者さん自身の気持ちを尋ねること．コンフロンテーションには対決という意味もあります．明確化が事実の確認をするのに対し，直面化は「私にそうおっしゃったことで，どんな気持ちがしましたか？」と，その人の感情の確認になります．それだけ患者にとってはプレッシャーになることがあります．

①～④までで，精神療法はかなり進展します．心の深い部分を扱う精神分析ではなく，精神分析的精神療法のレベルであれば，直面化まででかなりの治療効果が出てくるでしょう．

⑤「解釈」を伝える．

解釈となると，かなりの理解と技術を要します．これに関しては以下にポイントをお話しします．

治療者が理解したことを質問の形で伝える「解釈」[49]

上記の「介入」の①～④までは患者さんに問う作業でしたが，⑤の「解釈」は，治療者が理解した患者さん自身がそれまで気づかなかったり認めきれなかったことを，患者さんに対する問いかけの形で伝える作業です．理解し，支持し，称賛する．そして，解釈する．厳密な精神分析では本来，支持や称賛をしないものですが，一般的な精神分析的精神療法つまり力動的精神療法の場合は，賛同したりほめたりすることもあるわけです．

解釈のポイントは5つあります．

1つ目は「何」を解釈するか．

まずは「抵抗」を解釈する．言いよどんでいたり，話をそらしているときに，「そのことを話すことに，あなたは何か不安があるのでしょうか？ 何か気にされているのでしょうか？ 何か私（治療者）に遠慮しているとか恥じていらっしゃることがあるのですか？」と，質問の形式で抵抗の存在を明らかにします．そして次に，抵抗の奥にある恥などを明らかにし，解釈する．「あなたは自分の気持ちを，自分自身でも恥じていらっしゃる．人にそれを知られることを恥じていらっしゃるのではないでしょうか」と，恥の内容を解釈します．

2つ目は「いつ」解釈するか．

本人の関心がそこに向いているときや，本人に自分の姿を見ようとする心が芽生えたときが適期です．雛が孵る時，今まさに生まれ出ようとするのを親鳥が卵殻を啄んで助けるのにたとえられるでしょう．

3つ目は「どのように」解釈するか.
「介入」のところでも言いましたが,質問の形式をとりながら行います.
4つ目は解釈の「効果の判断」.
解釈を行った後は効果の判断をしなければいけません.効果の判定は,次に述べる「解釈」による患者さんの反応を参照して下さい.
5つ目は「徹底操作」,ワークスルー.
1回だけの解釈で解決したように見えても,その後,患者さんは反復強迫を起こし,同じ状況を何度も繰り返します.そういうときは,同じ手順で介入を繰り返す「徹底操作」を行います.この操作という訳語が患者さんの主体性を損なうという理由で,最近では英語の「ワークスルー」が使われることが多くなりました.

しばしば起こる「抵抗」と「行動化」

精神分析とは,自分を見つめ直す作業の場であり,そこで自分を発見することです.ですから,解釈したことが,患者さんの目を開かせる土台になるんです.もちろん,「抵抗」や「行動化」が起きることもしばしばです.早すぎる解釈とか,深すぎる解釈とか,浅すぎる解釈とか,解釈における不適切な言葉の選び方など,こういうことが患者さんの抵抗や行動化を誘発するわけです.

ここでひとつ頭に入れておいていただきたいのは,「神経症の中核葛藤テーマは,エディプス・コンプレックスであることが多い」ということ.父親と母親との三者関係の中でのもつれが抑圧されているのです.また,「パーソナリティ障害の中核葛藤テーマは,拒絶不安,見捨てられ不安,自己破滅不安などである」ということも押さえておきましょう.

こういうことを頭の中に描いておいて,解釈をするときに患者さんの心をよく理解して話をすることが重要なんですね.

「解釈」による患者さんの反応——他の介入との違い

ガーダックとハッガード(Garduk & Haggard, 1972)によれば,解釈

は他の介入に比べ，患者さんの反応に次のような相違点があるとされます．

　① 介入後の患者の反応に時間がかかる．
　② 解釈後は，患者の言葉が少なくなったり沈黙したりすることがしばしばある．

つまり，解釈後は，気持ちの中に静かな変化が起こる「成熟する時間」が必要なんですね．

　③ 患者がセンチメンタルになったり，感情的になったりしやすい．
　④ 対抗的，防衛的になりやすい．

解釈を受け入れかねて，反発したりするわけです．しかし，だからと言って，その解釈に効果がなかったというわけではありません．患者さんは，自分がその解釈を認めることにある種の不安を抱いているのかもしれないのです．

　⑤ 患者は理解を深めて内省的になり，やがて「今になってよくわかりました」と，言うことがある．

その解釈に対して，しばしば反対の気持ちを込めて繕うような連想をする患者さんも，多くの場合，時間をかけて内省的になっていくわけです．

　⑥ その後，転移に関連する内容を問題にする．治療者が解釈した以上のことを患者さんが連想するようになる場合がある，ということは頭に入れておきましょう．自分の心の中のある出来事に気づいたり，自分のことがもっとわかってきたら，患者さんは今まで言ったことのないことまで話し始めることがあるんですね．

● 後期の治療過程——治療の終結へ

先ほど，介入と解釈のポイントを列挙しましたが，その中で精神分析技法の大きな柱は「明確化」「直面化」「解釈」「徹底操作」の4つです．そして，この流れを繰り返して治療の終結に至るわけです．なお，終結

までには3〜5年，ボーダーラインの場合は7年くらいかかることがあります．

治療終結への準備

　一般的な精神療法（精神分析的精神療法）である程度治療の終結が見えてきたら，終結への準備をする必要があります．

　1点目は，発病状況の見直しをし，その作業を通じて発病の意味を再確認すること．いつか皆さんに，病気のきっかけになった記憶を大事にしなさいと言いましたが，きっかけになった記憶というのは中核葛藤テーマと関係しています．終結準備の時期には，以前と違う元気な態度で発病のきっかけを再び話してもらい，発病の意味を改めて知ってもらうようにします．

　2点目は，治療の意味を考えること．患者さんが「自分がここで自分自身のことを考えた」と思うことで，自己分析への発展につなげていく．精神分析や精神療法は，内科などの身体的治療と違って，症状がなくなるだけでなく自分で自分のことを知る，つまり成長を促すという治療です．「自分を知る」という主体的な作業は，治療が終わっても一生続きます．

　精神療法には，自己分析に発展するきっかけをつくってあげる意味もある．そのとき，自分の発病の意味をしっかり把握することができたら，治療の中で治療者と共同作業をして自ら乗り越えたという気持ちをもつんですね．そうすると，自分の問題点はこういうことだという自己分析ができるようになる．

　自己分析をするというのは，とても大事なことです．患者さんが謙虚な姿になるという意味でも，たいへん意義がある．謙虚になるとやがて心は満たされるといいます．自己主張ばかりしているときは，概して満たされていないものです．むしろ謙虚になることで，心が満たされる．

　復習になりますが，これがビオンの言う「O」なんですね．禅でいう「無」，仏教でいう「空」，ないだ大海原を前にして胸を広げた「海洋感情」．

ビオンは「真実に触れると成長する」と言いましたが，その真実というのは「抵抗」のない状態のこと，より謙虚になった状態のことです．

自己分析への発展というのは，そういう精神分析の中で謙虚になった自分を感じ，それを1回で終わらせず終生のものにすること．そうすれば反復強迫が起きても，治療者に頼らずに自分で乗り越えることができるのです．

そういうレベルに患者さんをもっていくのが，治療の終結への準備なんですね．

治療終結の基準

では，治療を終結する基準を何に求めるか．

1点目は，症状が改善していること．生活に困らないくらい改善するのが目標です．

2点目は，治療者との合意が成り立つこと．

3点目は，内的・外的に良い関係がつくれること．良い関係とは，もちろん相手にとり入るような関係ではなく，心を開放する「O」が介在するような関係ですね．

4点目は，分離や喪失に耐える能力が改善していること．患者さんはしばしば分離体験や対象喪失で発病している．人間にはそういう悲しいことがあるわけですが，それに耐える能力が改善したかどうかが重要です．そして，情動の調節，感情のコントロールができること．本人が成長しているか，自己分析ができるか，こういうことも治療終結の大切な基準になります．

分析家のための現実的判断

フロイトは1937年に『終わりある分析と終わりなき分析』[25]という論文を書いています．先ほど，自己分析は一生続くと言いましたが，それは「終わりなき分析」です．

現実の社会生活の中では，終わりなき分析ということはありえません．

すべてのことには終わりがある．ある意味，終わらせなければいけないのです．ただし，患者さんにとっては終わりがあっても，分析家は違う．分析家には終わりがありません．

　分析家，アナリストは，自分のパーソナリティを治療の道具にするわけですから，その自分を自己分析できていなければならない．

　精神科医で精神分析家でもあるフロム-ライヒマン[26]は統合失調症の精神療法のパイオニアですが，彼女は『インテンシブ・サイコセラピー（積極的心理療法）』という自著の冒頭で「精神療法とは聞くことである．しかし，自分の方式を押しつけて聞くのではない．自分のやり方を押しつけて患者の悩みを聞いても，治療的には意味がない．患者の真意を聞くように聞く．そのためには，訓練を受けなければならない．そうでなければ，聞く状況には至らない」と言っています．

　訓練には，人から受ける訓練のほかに，自己訓練もあります．外科医が握るメスのように，分析家にとって自分のパーソナリティは治療の道具．精神科医が良い治療者になろうと思ったら，それを自分でつくり出して磨いていかなければならない．それには終わりがないということなんですね．

Q&A

[Q] 最初の夢の報告が重要だということですが，先日，私（精神科医）が担当する入院の患者さん（うつ病）が，鮮明な火事の夢を見たと言いました．結局，不眠のことが言いたかったようなのですが，今の私にはその夢を正しく解釈するのはちょっと無理で…この方に限らず，患者さんに夢の話をされたときに，どう対応したらいいのか困っています．

[西園] その夢の報告をあなたにしたということは，患者さんとあなたとの間にコミュニケーションがとれているということですね．「夢ばっかり見て眠れませんでした」と苦情を言うのではなく，「昨夜はこういう火事の夢を見ま

した」と言った．患者さんが意味のある，そういう態度で話をしたときは，あなたに対して非常にコミュニケーションを求めている，というふうに考えていいと思います．

　なので，「そういう夢をご覧になった．その夢について，私と何か一緒に考えようということでしょうか？」と尋ねてみたらどうでしょう．また，夢はしばしば前の日に体験したことと関係するので，「前の日に何かあなたの気持ちのうえで印象に残るような出来事がありましたか？」と尋ねるのもいいですね．そういうふうに尋ねることは，患者さんの内省力をサポートしてあげることになる．無理に夢の解釈をしなくてもいいんです．患者さんがあなたに夢をプレゼントしてくれたお返しに，あなたは患者さんに内省的な気持ちをプレゼントする．そういう働きかけができれば，一つの成功じゃないでしょうか．

　それともう一つ私の頭に浮かんだことがあるのですが，うつ病の患者さんは病気のきっかけに対象喪失があり，怒りが内向している．火事という破壊的な出来事の中には，その人の怒りや攻撃性が現れているのかもしれない．だから，その人はうつ病と同時に解決すべき怒りをもっていることを，あなたに伝えたかったのかもしれない．そう考えたら，面接が楽しくなるでしょう．

　患者さんはいろいろなことを言ってくれる．それを理解する鍵穴をもっていれば，精神科医はとても面白い仕事です．ただ薬を増やしたり減らしたりするだけでは，精神科医のアイデンティティが満たされませんね．

[Q]　先ほど先生がおっしゃった，「山に登っている友だちがいなくなった．それで困った」という夢では，その友だちがいなくなったことが友だちに対する敵意を表すことに必ずなるのでしょうか？
[西園]　敵意かもしれないということですね．消してしまったんですから．
[Q]　「その後，自分が困った」というのは？
[西園]　消したけれど，それに対するアンビバレントな気持ちがあるのかもしれない．敵意はあるけれど，友だちに頼っているアンビバレントな気持ちもそこにあるということですね．たしかめるには，患者さんに連想してもらうことです．

[Q]　うつ病の患者さんが「外国にあるような石畳の上で，子どもたちと愉快に踊って楽しかった夢をみた．けれど，朝起きたとき，今日は体の調子がいいかなと思ったが，体がだるかった．ラジオ体操にも行けるかなと思ったけれど，行けなかった」と言うのですが…

[西園]　そういう場合は，まず，「そういう夢を見られて，今あなたはどんな気持ちでしょうか？」と尋ねてみます．また，大概そういうときは，先ほども言ったように前の日に体験したり思ったりしたことが夢と関係していますから，「何かその前の日にし残したこととか，思い残したことがあったのでしょうか？」と尋ねてもいいでしょう．

　というのも，あなたのその患者さんの夢は，どこか願望充足のような，前の日にやりたかった事柄がやれないで，夢の中でその続きをして満足しているような夢ですよね．

　フロイトは「夢は願望充足である」と言っています．前の日に何か楽しそうなことがあったのに十分満足しなかった．その続きを夢の中でして満足したのかもしれない．子どもの夢はたいていそういう夢なんですね．

[Q]　前日に妹さんと弟さんが面会に来た，という話をされていました．

[西園]　ああ，そういうことですね．来たんだけど，一緒に帰れなかったと…．弟と妹は仲良く帰ってしまったのに，自分は帰れなかった．それで，夢の中で石畳の上で遊んで願望充足を行ったわけです．「よほど一緒に帰りたかったんですね．よくなったら帰れますよ．あなたの気持ちの中で，妹さんと弟さんが仲よくしているのが非常に印象に残ったんでしょうね，夢の中に出てくるほど」．そう言ったら，また患者さんの内省力が働く．

　患者さんとは症状の話をするだけではなく，こうした会話もしてみてください．そうすると，患者さんはだんだん自分を語るようになっていく．「私，子どものときは泣き虫だったんですよ」とか，そういう話をするようになると思いますよ．

MEMO

Lesson 3
コミュニケーションと介入

転移と逆転移

　　　ここでは「転移」と「逆転移」を中心に話をしましょう.
　　　精神療法全般に言えることですが，特に精神分析では転移と逆転移が十分わかっていないと治療が進みません．これがわかってくると，患者さんのことも非常によく理解できます．

現実的関係と転移関係

　　　転移の話をするにあたって，まず最初に，転移がわかりやすい形で出ている症例をご紹介しましょう．

> 35歳　Fさん　会社員
> 三日うつ病※　はずされる不安

※「三日うつ病」とは症状が数日周期で繰り返されるタイプのうつ病.
　　　Fさんは地方都市のいわゆる名家の一人息子．父親は銀行員．転勤が多かったといいます．父親は婿養子だったためか温和だったそうで，他

方，母親は長女で勝ち気で負けず嫌いな性格だったようです．Fさんには妹が一人いますが，将来，家を継ぐ男の子として期待されて育ちました．ある国立大学経済学部を卒業し，いわゆる一流の商事会社に入社しました．有能な仕事ぶりで，社内で順調に昇格．本社が他の会社を子会社にしたのを機に，Fさんは上司と一緒に出向を命じられました．

異性問題には不決断だったようで，両親にはきつくいわれるがまだ独身．仕事ぶりがよいこともあって，職場では評価は高かったそうです．そのうちに，会社の飲み会などに参加しても溶け込めず，いつも自分が外されていると感じるようになってきたといいます．子会社に出向したのも，本社から自分が外された結果ではないかと心配になりました．

その頃から，月に2, 3回，数日間気分が沈んで，起きるのも嫌になる．こういう経過から，月に何回か襲う「うつ」と，「主流から外されるのではないかという邪推」を治したいということで，精神分析治療をしてほしいと受診してきました．

勝ち気なFさんの母親は，養子の夫には必ずしも満足せず，「家の跡継ぎ」のFさんが期待の星だったようで，母親の「思い」によってFさんは育てられているようです．Fさんの母親は，自分の機嫌がいいときは溺愛する．学校の成績があまりよくないときなどは非常に邪険に扱う．溺愛と邪険の繰り返しという人でした．いわゆる「母拘束」の強い人です．Fさんも"王子様気取り"になることもあったようで，食事のときなど，彼がこんなものが食えるかと言っておかずを作り直すよう命じると，母親はちゃんと作り直す．一方で，学校の成績が思わしくないと返事もしてくれないということもあったようです．もともと頭脳明晰なFさんは自分の性格への悩みを持っていたといいます．

生活史を聞いていくと，Fさんがうつ病であるにもかかわらずふつうの精神科を受診せず精神分析まで求めてきたのには，それなりの動機が

あったことが見えてきます．Ｆさんには対人不安という症状があってこの人は自分の性格に確かなものをもてないでいる，それが精神分析を求める動機なんですね．精神療法には多くの種類がありますが症状ばかりでなく，自分についてあるいは日頃の対人関係に自己疑問をもっている人が精神分析の良い適応になります．

　われわれが患者さんから症状の話を聞くとき，この人が自分についてどういう感覚でいるかとか，自分を本当に理解しているかといったことにも気をつけて聞かなければいけないのです．そうすることで，症状だけではなく，その人が自分に対する自信のなさに問題意識をもっているのがわかってくる．そういうＦさんのような人たちに対しては，薬ばかりでなく，精神療法を行うことは非常に意味のあることです．そういう人は精神分析に適応する，ということなんですね．

　Ｆさんには精神分析療法を行っていましたが，治療が１年を過ぎて，治療者である私への緊張もだいぶやわらいだ頃，Ｆさんの口から次のようなことが語られます．

　被分析者（Ｆさん）「先生は前回の帰りに，ここの傘を持って行きなさいと言ってくれなかった．情けなくて…このビルを出たら大雨だった．駐車場までの距離が長く，上衣はびしょ濡れになった．やっと車にたどり着き，上衣を助手席の背もたれに掛けて帰宅した」「なぜ先生は，傘を持って行きなさいと言わなかったんだ」

　これは不思議なんです．私の部屋の入り口の傘立てには，いつも忘れ物の傘が４，５本立ててあり，１本借りても何の問題もないはずです．ところが「なぜ先生は傘を持って行きなさいと言わなかったんだろう」と，カウチの上で自由連想中に抗議するのです．

　面接室の窓には紙が貼ってあって，中からは外が見えないようになっています．雨が降っていてもよくわからない．そこへもう１年あまり通っているＦさんは，そのあたりのこともわかっているはずです．ただ余

コミュニケーションと介入 ● 131

談ですが，ある程度精神分析を続けていると，患者さんが認知障害のようなものを起こすことがあるんですね．本人の感情で物事を見るようになり，治療者とその周りがほとんど見えなくなるということがあるのです．それで外がよく見えないことに気づかなかったのかもしれません．

　Fさんに対して私（治療者）は，「私が，この部屋にいて大雨に気づかなかったとは思わなかったのですね？」と，直面化を図り，「傘はそこに何本もあるが，あなたは貸して欲しいと言わず，私（治療者）が持って行きなさいと言ってくれるのを当然と思われたのですね？」こういう介入をした．

　Fさん「そうです」

　私は，「傘を貸してくれと言ったら，何かおねだりしているような気持ちになるということでしょうか？」これは解釈ですね．

　Fさん「そういうことになるが，そのときは，先生のほうで傘を持って行きなさいとなぜ言ってくれないんだろうと思った」

　私は，「相手に強い期待をもったわけですね？」と，解釈．

　Fさんは「はい」と，認めます．

　私は，「今回のことはコミュニケーションギャップですが，子どものときからこれまでに，お母さんに不満をもたれることと共通していませんか？」と，解釈しました．

　Fさん「子どものとき，母におかずを作り直させていたのは，そういうことだったかもしれない」

　不満に関しては，私はそういう昔の話を聞いたわけではないのですが，「お母さんに強く不満をもたれることと共通していないか」という気持ちをここでとり上げたわけです．すると，Fさんは過去のおかずの件をたぐり寄せた．気づいていくわけですね．

　私は，「あなたが傘を貸してほしいと言えなかったのは，嫌われる不安のせいだったかもしれないけれど，今日，私に抗議したのはその不安に向き合ったからでしょうね」と，解釈しました．

　外されるという不安があって，いつも相手の気に入るようにという気

持ちが強いときは，その場に入っていけない．Ｆさんはそういうところがあったわけですが，その人が，自分の中に連想が浮かんできたのを正直に「先生は傘を持って行けって何で言わなかったんだ」と，抗議したんです．

　今までだったら，抗議したくてもそれができず防衛していた．自分では何も言えないのに，自分からは近づけないのに，周りから外されるというふうに防衛していたんです．そういうことを「投影」といいます．外される不安，傘を貸して欲しいと言えなかったのは嫌われる不安があるから．そんなことを言っておねだりしたら，先生に嫌われるかもしれないと思う．

　それが今回は抗議した．今まではその不安を投影で防衛していたものが，その不安と向き合ったからでしょう．

　つまり，私はＦさんの心の中の変化が見られたわけです．すると彼は，「会社の飲み会などがあると，横の席の人が話しかけるかどうかいつも気になっていましたが，この頃はその気持ちが薄れました」と言う．つまり，こういう自分の変化と治療外の自分の変化を結びつけて考えたんです．自分に対するひとつの発見ですね．こういうことが治療の中で展開していくのです．

　ただ，ここでもう一つ考えねばならないのは，自分のほうからは言い出せないけれど「雨が降っているので傘を持って行きなさい」と言って欲しかったという気持ちはすぐには消えないということについてです．そして，治療者に批判されることなく受けとめられたという感覚体験が必要です．そして，そうした欲求が形を変えてあらわれるのが常です．それを反復強迫といいます．そのたびにとりあげて解釈をくり返すことが必要になることが多いのです．それを徹底操作あるいはワークスルーといいます．精神分析療法が長期間かかるのはそのためです．

　「転移」の流れをおさらいしましょう．Ｆさんが「傘を１本貸してください」と借りていっても，翌日もまた面接に来るわけだから，本来な

ら何も問題はないわけです．私との関係に感情的負荷は何もないにもかかわらず，Fさんはそれが言えないどころか，私が「傘を持っていきなさい」と言うべきだと考えた．昔ちょうど母親が，「私が作った料理が気に入らないなら作り直してあげる」と言ったときと同じような心理状態．それが治療者との間に繰り返されている．

　この傘の件には2つの性質があります．

　私との関係の中では，傘を貸してくれと言ってもいいはずなのにそれが言えず，私が貸してくれることを期待する．そういう現実の関係からすれば少しいびつな関係を期待していることがあるというのが1つ目．

　もう1つは，それが過去の母親に向けた気持ちを再現しているものであること．

　こういうものを「転移」というんですね．

　実生活の中でも転移が起きているし，治療の中にも転移が起きてくる．精神分析のような深い治療は，こういう転移を介して展開していくものなんですね．

　週1回の治療でも転移は起きますが，やはり現実生活の条件のほうが強いので，転移が純粋に起きてくる可能性は低い．だからそういう治療頻度が少ないと，治療者は転移を十分理解したり，見抜いたりすることができにくい傾向があります．

Q&A

[Q]　自分から何か言わなくても相手が自分にしてくれる，子どものときの母親とのそういう関係が，先生との面接の中で起きてきたという話ですが，会社の飲み会などで横にいる人が話しかけてくれるか気になったというのも，それは周囲の人全員に転移していると受けとってもいいのでしょうか？

[西園]　そうですね．飲み会に行っても周りの人が自分を外しているのではないかと思う．別段，周囲はFさんを外しているわけではなくて，現実には，

他人というのは挨拶しないこともあれば，みんな黙っているときもあるわけです．しかし，Fさんは絶えず相手との間に，お母さんが抱っこしてほおずりするような関係があって初めて安定するという気持ちが心の中にあるから，転移が起こりやすいわけです．

[Q] 私（精神科医）の患者さんの行動が転移だと思ったとき，関係がまだできあがっていないのにすぐに解釈を投げかけると，逆に関係が崩れたりしないか心配です．解釈を投げかけるタイミングに関して，どんなことに気をつけたらいいのでしょうか？

[西園] 解釈は治療関係が成熟してから行うこと．学派によっても違いますが，大事な介入をするのは治療関係ができてからが基本です．先生は何でも聞いてくれる，と患者さんが思ってくれる関係ができてからですね．週に1回くらいの治療ペースであれば，1か月経ったくらいから介入する感じでしょうか．週4回程度の治療でも，最初の十数回は介入せずに黙って聞いてください．もちろん介入してもすぐに解釈するのではなく，明確化や直面化を行いながら，だんだん核心に近づけていくのがいいでしょう．

現実的関係：治療契約・治療同盟（観察する自我との契約）

　　　治療における現実的関係とは，治療者と患者さんが週に何回会うとか，1回に何十分話をするか，お金をいくら払うか，などということをとり決める関係．そして，治療者に症状のこと，あるいは自分のことや自分の家庭のことを話して，それを聞いてもらう．そういう治療における治療者と患者さんの現実の関係のことです．

　ちなみに，一方で治療にはこうした現実の関係のほかにもう一つ，転移関係があるということです．ここには，無意識に由来する内的世界の問題が投げかけられてくるわけですね．

　なお，現実的関係には，治療契約が必要です．今言ったような治療の約束事にかかわる契約です．治療契約は，契約したことを守り続けると

いう「治療同盟」のうえに成り立っています．「ちゃんと治療を受けます」という信頼を基盤とした関係づくりが基盤となるということですね．

そして，治療契約は患者さんの「観察する自我」と結ぶ．よく気をつけて患者さんを見ていないと，患者さん本人が実は観察する自我を見失っていることがある．そういうときは，「あなたはそのように自分についてお考えになったんですね」と介入すると，そこで本人が自分というものをもう一度評価し直すきっかけができます．そういうことが「観察する自我」を促し，治療同盟づくりにつながっていくわけです．

こうした現実の関係は，つまり，話が通じる関係です．言葉でお互いを理解する，言葉で約束できる関係．一方，転移のほうは無意識の幻想から来ています．

転移

ここで改めて「転移」とは何か．転移を発見したフロイトとフロイト以後に分けて説明していきましょう．

フロイトの転移の概念とその変遷

「転移」はフロイトが発見したものですが[15]，フロイトといえども最初からすべてがわかったわけではありません．発見するまでには，いろいろ失敗もあった．ここでは，フロイトが発見した転移の考え方がどのように生まれ，どう変遷していったのかということを少しお話ししましょう．

今までに何回もとり上げましたが，フロイトは『あるヒステリー患者の分析の断片』[12]（1905年）の中で＜ドラの症例＞（p14参照）が失敗に終わったことを明らかにした．フロイトには，この患者さんが自分にある種の感情を向けたのに対して，それを扱いきれなかったという認識がありました．

患者さんのある種の態度，感情．フロイトに対するある種の期待と反

発．治療中にそういうものが起きてきて，それが並外れて大きかったことには気づいていた．しかし，それが何であるかということはまだわかっていませんでした．

　＜ドラの症例＞から4年後の1909年，今度は＜ネズミ男の症例＞を『強迫神経症の一例に関する考察』[13]という論文で発表しました．

　余談ですが，最近になってこの『強迫神経症の一例に関する考察』に関する新しいデータが次々と出版されました．フロイトがこの症例を精神分析したときの記録が新しく見つかったんです．その記録を読むと，フロイトはこの患者さんにかなりいろいろなことをしていたようです．彼は公式には「逆転移」の行動化を戒めたり，中立性の厳守を言いながら，本人自身は＜ネズミ男＞を食事に招待しています．そんなことは一言もこの本に書かれていません．＜ネズミ男＞の母親との問題を扱いかねていたこともわかってきました．

　ともあれ＜ネズミ男の症例＞は，フロイトの治療の中ではかなり成功したケースといってよいでしょう．この症例で転移についての認識がずいぶん進歩します．

　あるときフロイトは，＜ネズミ男＞からもう治療をやめたいという兆しを感じます．フロイトはそれを進んでとり上げ，それが「憎しみの要素」によるものであると解釈するんですね．後にフロイトは転移には「陽性転移」と「陰性転移」があると説明するのですが，陰性転移の背景にある憎しみを扱わなければ患者さんは治療から脱落していく，ということを＜ネズミ男の症例＞から学んだと本の中に書いています．彼はその「憎しみの要素」を解釈したことが，治療の継続と進展をもたらしたと確信したんですね．

　フロイトは症例報告こそ5例しかしていませんが，精神分析自体はたくさん行った．そういう中で『転移の力動性について』[15]（1912年）という論文を書き，初めてここで「転移」という言葉を用いて，その力動

性を論じます.
　その中で，フロイトは「転移」を①性愛性転移，②合理的転移，③陰性転移，の3つの型に分けました.
　「性愛性転移」とは，治療者に向けるエロティックな関係を求める転移ですね．特に患者さんが女性の場合，治療者に対してエロティックな恋愛感情をもつことがあり，これは感情がまだ軽いときは治療を順調に進ませますが，性愛性転移は得てして軽くはすまずに大きな「抵抗」になっていくのです．
　「合理的転移」は，親との良い関係が治療関係に再現されて常識の範囲の中で表現される転移のこと．この転移があると治療は進みやすくなります．
　最後に，親に対してネガティブな感情をもっていたのが治療者に移る「陰性転移」．
　「陰性転移」に対置する考え方に「陽性転移」がありますが，この3分類のうちの「性愛性転移」と「合理的転移」が陽性転移グループですね．しかし，合理的転移を除けば，性愛性転移にしても陰性転移にしても，行き着くところは治療の破壊です．性愛性転移の場合は，治療者との恋愛・性愛行動を望むわけですから，治療どころではなくなり治療は自ずと破綻していく．陰性転移の場合も，治療者に対して恨み，憎しみ，攻撃が向くわけですから，治療から脱落するか治療者との間で知的論争をして治療を停滞させるかのどちらかになります.
　つまり，「転移」は治療への「抵抗」なのだと，フロイトは考えたのです．自分自身について考えることをやめ，不適切な行動を外に表す治療への抵抗だというんですね．特に陰性転移はそうだと．そして，患者さんがこの抵抗をあきらめるのを助けるのが治療だと言うのですね．

　しかし，その考え方も変化し，転移は病態の中で起こるべくして起こるものという考えになっていきます．『想起,反復,徹底操作』[17]（1914年）には，患者さんは頭の中に浮かんでくることを自由連想し，それに対し

てちゃんと解釈も受けて理解もするのに，再び同じ連想を繰り返す様子が述べられています．それは過去のコンプレックスが消えていないために，それをめぐって反復が起こるからだと説明しています．

そして，反復に対しては「徹底操作」(「ワークスルー」) を行い，過去の葛藤を解消していかなければいけないという考えにたどり着きます．

しかし，徹底操作を行うなかで，治療者と患者さんの間には必然的に転移が起こってきます．

転移のために治療関係が揺り動かされることを，フロイトは「転移神経症」と呼びました．前にも言いましたが，「転移神経症」には2つの意味があって，1つ目は，転移を起こさない精神病を自己愛神経症と呼び，これと対比させて，ヒステリーや強迫神経症や恐怖症などのように転移を起こすグループを「転移神経症」と呼んだのです．2つ目は，実際の治療の中で転移が起きてきて，それをめぐって治療者-患者関係が大揺れに揺れ，症状が変化していく場合をいいました．

このように，フロイトの考えは次第に変遷し，1914年頃に転移に関する考えが頂点に達するわけです．

フロイト以後の見解

フロイト以降，転移への理解はさらに進んでいきます．

ロバート・ウェルダー (R. Waelder)[66)]は，1956年に『転移がなぜ起きるか』という本を書いています．なぜ起こるのか．普通の人間関係の中でも転移は当然少しは起こるわけですが，精神分析の中では転移が非常に純粋な形に起きてくる．

ウェルダーはその理由を4点あげています．

① 患者は治療に救いを求めているが，その気持ちが患者に子どもの立場をとらせる．子どもの頃の態度で治療者に接するほうが容易に治療者と向かい合えるから．

先ほどのFさんのケースでも，外される不安を治したいという気持

ちの裏には，症状以外に自分の存在感を確立したいという気持ちがあった．養子縁組で結婚し両親の愛情関係が必ずしもしっくりとはいかず母親のつよい期待の中で育った自分，そういう中で自分というものに自信がもてずにいた．そういう自信のない自分を治してほしいという気持ち，救いを求める気持ちがそこにはあったわけですね．

　ですから，診断面接をしながら，何を治したいのか，どうしたいのか，それを本人に自覚させていくことが大事です．患者さんが自分の目標を十分に認識できているかどうかを，はっきりさせておく．甘えがそこに入っていくと，患者さんの転移の状態を見過ごすことにつながってしまいます．

　② 非常に個人的なことを一方的に治療者にしゃべることは普通の成人にはできないために，幼児化が促されるから．

　患者さんは家族にも話せないことを精神療法の中で話すんだということ，そして，それは患者さんに依存的な幼児化を促す可能性があるということを，治療者はきっちり認識しておくべきです．

　③ イドと自我とのバランスが変わるため．

　フロイトはパーソナリティの構造論でイド，自我，超自我の3つの部分を想定しました．治療の中の自我は弱体化してくる．弱体化するほど，無意識の源泉であるイドは強くなり，転移が出やすくなるのです．

　④ 治療者による不安の緩和は，患者を保護される立場に置くから．

　治療者は患者さんの不安を和らげてあげようとして，患者さんを保護する．保護される立場になると，転移が出やすいわけですね．

　アメリカ精神分析界の大家であったチャールズ・ブレンナー（C. Brenner）[5]は，自我心理学（精神分析の学派の一つ）の立場から「葛藤」というものを重視し，次の2つのことを主張しました．

　① フロイトが転移を陽性と陰性に分けたのは誤りであり，転移は常に両面をもつアンビバレントなものである．

　陽性転移といっても，その中には陰性転移が隠れている．陽性転移で

治療者に頼り，そこで治療者を動かそうとしている．動かされない治療者に対しては，憎しみや不満などが起こりやすい．一方，治療者に対して批判的だったり憎しみを向けたりする陰性転移の場合も，実は他方で治療者がそれらの感情を受け止めてくれるのではないかという期待をもっている．そのように，陽性と陰性を二分することは誤りであって，転移は常にアンビバレントであるというわけです．

　これは人間関係にもみられる．仲がいいといっても，永遠に仲がいいとはいえないということです．仲がいいという中に，実は不信感といったようなものが起きる兆しも隠されている．ブレンナーは，そういうふうに対でものを見ましょうと言っているわけです．

　② 治療同盟・作業同盟も葛藤と妥協の産物である．

　治療同盟・作業同盟とは，ゼッチェルやグリーンソンも言っているように，治療者と患者さんとの間で治療を続けていこうと約束できる関係のこと．しかし，ブレンナーの考えでは，これも葛藤と妥協の産物だというわけですね．患者さんは妥協して同盟を結んでいるのだと．

　ブレンナーは，このように葛藤というものを重視し，自分自身に向ける態度の中にも葛藤があると言う．これは自我心理学グループが大いに主張するところですね．ただ，患者さんが自分の葛藤をどう洞察するかが問題であるとする考え方は，患者さんにとっては少し厳しいですね．

　一方，シカゴに拠点を置くジル（M. Gill）[27]の考えは少し違います．ジルは，「今，ここで」の関係を非常に大事にする分析家ですが，彼は「転移」を解決するには次の2つの方法があると言っています．

　1つ目は，転移の中で患者さんが「何を」，「いかに」得たかを明らかにすること．

　2つ目は，「修正感情体験」より，もっと内容のある対人体験をすること．

　修正感情体験というのは，治療者が話を聞いてくれて，それで治療者に受け入れてもらったという気持ちが起こることで，病気が治っていく

ことです．共感されることによって自分の感情が変わっていくという現象を，「コレクティブエモーショナル・エクスピアレンス（修正感情体験）」と名づけたのは，ジルと同じシカゴの分析家であるフランツ・アレキサンダー（F. Alexander）でした．

　ジルは，転移の中には修正感情体験よりもっと意味のある治療者と患者さんとの体験があると言っているんですね．昔のことを問題にするより，「ここで，今」の中に持ち込まれた転移を解釈することが重要だと考える．「昔，あなたはお母さんに愛されることを求めていた．お母さんに愛されながら，必ずしも満足してなかった．その気持ちをずっともっているんですね」と解釈するのではなく，「今，あなたは私に期待しているんだけど，それを私に言えなかったのですね」という，現在の関係を大事にする．転移の解釈は歴史学ではない．転移を通じて過去を問題にするより，現在を問題にしようというのがジルの考え方なんです．

　Fさんのケースでいえば，「あなたの中に過去に同じようなことがあったから，傘を貸してほしいと言えないんですね」ではなく，「先生に今，傘を貸してあげると言ってほしかった」というその気持ちを重視しようという立場ですね．

Q&A

[Q] ウェルダーの見解では，非常に個人的なことを一方的にしゃべるのは普通の成人にはできないから幼児化が促されるということですが，実際そういう場面になったとき，治療者はどういう対応をすればいいのでしょうか？

[西園] その対応に，フロイトはニュートラルという立場をとったわけです．幼児化した欲求に現実に応えることはしないで，ただ話を聞く．そして，幼児化していることについて，本人が求めていることを解釈し，本人が理解するのを促すという立場です．最近は，幼児化した気持ちを理解してあげようという態度をとることが多い．治療者 - 患者関係の理解ですね．相互理解と

いう方向に考え方が変わってきているということです．

　ただし，最初の対応としては，やはりフロイトのように，幼児化したことには理解を示しつつ，幼児化の欲求を満足させてあげるような態度は控えておくのがいいでしょうね．先ほどのケースはまさに幼児化したもの．「先生が傘を持って行けと言うべきだった」というふうに思うのは幼児化しているわけです．それに対して私は，「ああそれはすまなかった．気がつかなかった」とは言わなかった．そういう社交的態度はとらない．むしろ，そこをとり上げて，観察する自我を問題にするほうが治療的なのです．

[Q]　陽性転移が起きた場合は治療関係も少しやりやすそうな気がするのですが，陰性転移になった場合，自分（主治医である精神科医）に陰性感情が生まれていると思ったら，私自身すごくやりにくくなると思うのですが…．そういうときにはどんなことに気をつけたらいいのでしょうか？

[西園]　今，あなたは大変大事なことを質問して下さいました．後ほど逆転移のところでお話ししようと思っているんですが，陽性転移にしろ陰性転移にしろ，患者さんの気持ちは主に治療者の心の中に投げ込まれてくる．好意が投げ込まれた場合は，患者さんが何か自分に対して信頼や信頼以上のものを求めているように感知する．一方，陰性感情が投げ込まれたときに，どう介入するかという質問ですね．

　たとえば一例として，「今，あなたが報告したように，あなたには上司が何か押しつけてきたという気持ちが強いようですが，ここの治療でも私から押しつけられているといった気持ちをもっていらっしゃるのではありませんか？」という介入をする．この介入の源は，患者さんが言った言葉，治療者の心の中に投げ込まれた感情です．それをキャッチする．だから，症状だけ聞いているのではなく，患者さんの話をフリーフローティング・アテンション（平明な注意）で一つのことにとらわれずに患者さんと一緒に自由連想をしていくんですね．すると，「おやっ？　いろいろな気持ちが漂っている」ということに気づく．症状など一つのことだけを聞いていると，全体の話ぶりとか，口ぶりとか，言いよどんでいるとか，そういうことがわからないけれど，平明な心で聞いていると相手の感情が言葉調子の中に感じられるでしょう．

そういうときに先ほどのような介入をして，今話している話題の中に治療者に対する感情が見え隠れするのを明らかにしていくわけです．

抵抗

　次は「抵抗」の話をします．抵抗に関しても，まずはフロイトの「抵抗論」を正しく理解することが大事です．フロイトの考え方から紹介していきましょう．

フロイトの抵抗論

　フロイトは1910年に『乱暴な分析について』[14]という論文を書き，その中で「分析がきちんとできていないと乱暴な分析になる」という主旨のことを言って，「抵抗」のことにも触れています．

　抵抗は治療者に対して起こるものではなく，自分の心が変わることに対するものと述べています．人間は自分の心が変わることに不安になる．病気を治療しようとすると心の仕組みが変わっていく．その仕組みが変わることへの抵抗が，患者さんの心に起こるというんですね．無意識的衝動の抑圧が崩れそうになると，それに対して防衛が起こる．つまり，心を変えたくないという力を，自分でも気づかないで心の中に隠しもっている．それが外力によって変えられそうになると，均衡が崩れて心を守ろうとする．それが「抵抗」だというわけです．その後，フロイトは『制止，症状，不安』[23]（1926年）の中で，抵抗の仕組みは5つあると言っています．

　① 抑圧抵抗

　患者さんはしばしば，「そんなことは自分と関係ない」とか，「何か関係ないことが頭に浮かんできたんですけど…」などと言いますが，これを「抑圧抵抗」と呼びます．自分の心の中に起こってくることをありのまま正直に話したくないという無意識の抵抗のために，患者さんの気持

ちの中に自分や今現在の話題と関係ないことが浮かんでくるんですね．

② 転移抵抗

この抵抗では，患者さんは恥ずかしい気持ちを起こす．あるいは，先生を怒らせやしないかという気持ちが起きてくる．治療者に対してある種の転移を起こすと，そういう不安が湧いてきます．

③ 疾病利得抵抗

病気になることで得られる利得を失うことに抵抗するものです．心の病気は偶然なるのではなく，なるべくしてなっているもの．それなので，病気がよくなることに対してある種の不安があるんですね．意識のうえでは病気を治してほしいと思っていますが，無意識の中には病気をそのままにしておきたいという気持ちがある．そこに疾病利得抵抗というものが起こるわけです．

ここまでの3つを，フロイトは後に「自我抵抗」と呼ぶようになります．自我抵抗以外の抵抗が，次にあげる2つです．

④ イド抵抗

イドとは，無意識的衝動の源泉のこと．「～したい」という本能的なエネルギーによって，患者さんは無意識に抵抗をします．「イド抵抗」というのは繰り返し起こる．先ほど「反復強迫」という言葉を使いましたが，解決しているはずのものが繰り返し繰り返し起きてくるんですね．イド抵抗にはそういう特徴があるのです．

⑤ 超自我抵抗

超自我とは，フロイトが人格構造を「超自我，自我，イド」の3つに分けたうちの最も道徳的たらんとする部分．自我とイドを道徳的な観察下においているのが，この超自我です．「超自我抵抗」はヒステリーのケースなどで非常に顕著に現れるもので，症状が治ってきたときに出やすい．症状というのはある意味，自己懲罰なんですね．症状があることで自分が許されているわけですから，症状が消えてくると罪悪感が起きてくる．そこで抵抗するのです．

このように，フロイトは抵抗を「自我抵抗」「イド抵抗」「超自我抵抗」の3つに大別しました．

彼は人格構造の中に「イド」と「自我」と「超自我」というものを想定しているわけですが，精神分析で自分が変化していくことに対し，自我，イド，超自我，それぞれから変化に対する防衛が起きてくるということなんですね．それを「抵抗」と呼んだのです．

治りたいはずの患者さんが治療を受けてもスムーズにいかないときは，変化することに対して不安をもっている．それで患者さんは「抵抗」という形で防衛してくる．それには種類がいくつかある，というふうに理解していただけばいいでしょう．

行動化[48]

「抵抗」の中の一つの特殊な現象が「行動化」です．

精神分析や精神療法を行っていると，合意のうえで治療しているにもかかわらず患者さんが治療を無断で欠席することがある．あるいは遅刻してくる．あるいはお酒をしきりにのむようになる．暴力を振るう．家出，放浪，自殺企図，自傷行為，性的非行など，いろいろな問題行動を引き起こすことがあるんです．これらは「行動化」ですね．

フロイトが精神分析を始めた頃，その当時の社会は父性性中心の権威的時代だった．父性への尊敬が強い知性尊重の時代でしたから，フロイトは精神分析を受ける患者さんに対してなるべく性的な関係を控えるように，お酒も控えるようにと，かなり禁欲的な生活を強いたといわれています．今の治療者たちはそういうことは言いません．言っても守ってもらえないでしょう．

むしろ今は，そういう問題行動を「行動化」として理解し，それを治療でとり上げて意味を一緒に考えるほうがいいというふうに変わってきている．そういう点でも，治療者-患者関係はフロイトの頃と違ってかなりダイナミックになっています．

ところが，フロイトがそういう約束をしたにもかかわらず，約束違反

コーヒーブレイク 「行動化」と現場の理解

　精神療法を行っている人たちにとって,「行動化」を避けて通ることは難しいことです.私が九州大学で精神分析を始めたとき,そこではまだ精神分析治療に力を入れている人がほかには少なかったものですから,私の治療中の患者さんに「行動化」が起きてくると,看護師さんたちはたいへん困惑しました.そのため,「西園先生の治療は非常に迷惑だ」と,問題にされた時期がありました.

　同じ精神科医療の中でも,当時,精神分析はあまり知られていない治療でした.それで,「行動化」が起こると治療そのものが否定される.私はそのとき,医局と看護職の会合でずいぶん批判されたのです.いろいろと議論し,議長が「学問は理あらば自由」と言われて最後は「精神分析は治療だ」ということを医局会で認めてもらいました.

　しかし,それだけでは問題は何も解決しません.いずれにせよ「行動化」は起こる.では,どうしたらいいのか.戸惑う看護師さんたちの考えを,「行動化には意味がある」として,適切な対応をしてもらうように変えるしかないんですね.治療をしていくうえで,行動化は避けて通れないことを理解してもらうしかない.それで,その後,私は看護師さんたちが看護している古典的精神科治療にも協力するよう勉強しました.たとえば当時,よくやっていたインシュリンショック療法の経過中に精神分析でいう口愛期退行がみられるのですね.そうした発見を看護師さんたちに伝えました.

　そのうち,看護師さんたちが実に生き生きしだしたんですね.それまでの精神科の看護師の仕事は,医師が指示したことをやるか,事故を起こさないように見守るかの2つだけ.協力して治療するようになってからは,「そうじゃないんだ.治療にもかかわれるんだ」,そう理解してくれるようになり,現場がずいぶん進歩しました.私もチーム医療を育てることの大事さを学びました.

　その後,精神分析は,九州大学では普通に行われる治療になったのですが,行動化はそういうことを理解しない人にとっては甚だ迷惑なこととしてとらえられていると思われます.

の事柄がいろいろ起きてくるわけです.それをフロイトは「行動化」と言ったんですね.

　フロイトの説明では,「行動化」とは言葉で表現する代わりに行動で現すもの.ある意味で,これはコミュニケーションでもあると言っています.言葉以外のコミュニケーションです.その後,「行動化(acting-out)」という言葉は精神分析の世界以外でも多用されるようになり,精神療法

の過程で起きるものだけでなく,普通に望ましくない行動を指すようにもなってきた.しかし,本来は治療過程において合意のうえで治療しているにもかかわらず,約束違反の行動が現れることを「行動化」という,ということはふまえておいてください.

フロイトの理論

フロイトは,「行動化」についていくつか見解を述べています.

『日常生活の精神病理』[11](1901年)という論文の中で,言い間違いのことを「症状行為」という言葉で説明した.これは有名な話ですが,ある会議で,議長が「今から始めます」と言うところを,「これで終わりにします」と言い間違えた.このように会議を始めたくなかったという本人の無意識が言動に表れたものを「症状行為」と言ったんですね.

また,＜ドラの症例＞でドラが治療に来るのをやめて治療が中断したのも,ドラの行動化だと言っています.

『想起,反復,徹底操作』[17](1914年)の中では,「人間は思い出す代わりに行為に表す」と言って,それを「行動化」だと指摘し,行動化の概念を提示しました.

転移とは,治療者に対して治療中にだけ起こるのではなく,セッションの外の現実生活の対象にまで起こる.そして,転移した人に対して愛情を向けたり憎しみを向けたりするようになる.それが「acting-out」だと,フロイトは一つの大きな理解を示しました.

フェニッヘルの理論

フロイトの弟子のフェニッヘル(O. Fenichel)[48]は,治療中に起こる行動化について言及しています.

彼いわく,「行動化」には2つのタイプがある.1つ目は,もともと性格傾向によって行動化を起こしやすい人のタイプ.半世紀前に書いた本の中で,彼はすでにこう言っているんですね.つまり,これは今のボーダーラインの患者さんに当てはまる.彼はそういう人がいるということ

を見抜いていたわけです．2つ目は，分析治療と強く関連して生じるタイプ．

フェニッヘルはさらに，行動化は自己修正的防衛（autoplastic defense）というよりは，他者を動かそうとする他者修正的防衛（alloplastic defense）の特徴をもち，その原因は発達の早期に根ざしていると看破します．自分を変えることに不安があるときに自分を変えようとすると，神経症症状が起こる．そこで，周りを変えようとする．そういうものが「行動化」になっていくということなんです．

それは，生まれて1年ぐらいの母子関係にみられる口愛性，あるいはその前後の自己愛性と固着する非常に未熟な人間性に原因がある．つまり，口愛期前後の欲求が十分に満たされなかったり，過剰に満たされたりして育つと，この段階の欲求に異常なまでにこだわるようになるのですが，「行動化」はまさにこうした未成熟な精神構造から起きているのだというわけです．このように理解すると，ボーダーラインの行動化なども非常によくわかりますね．

グリーナッカーの理解

「行動化」には周囲を動かそうとする特徴がある，ということをもう少し特定化したのが，グリーナッカー（P. Greenacre）[48]という女性分析家です．彼女は，「行動化」を「前言語化段階のコミュニケーションの再現」と言っています．

子どもの言葉は，「8か月の不安」といわれる母親と他人とを区別できるようになって人見知りする頃から，生後1年くらいの間に発達してきます．言葉が発達してくると，言葉で相手に自分の考えを伝えることができる．相手もまた自分の考えを理解してくれる．こういうコミュニケーションができるようになってくると，自分の気持ちが自己観察できるようになるわけですね．

グリーナッカーは，言葉を獲得していくその時期の母親とのコミュニケーションの問題が，成長してから「行動化」として現れてくると言い

ます．また，「行動化」を起こしやすい人は，言語の発達に問題がある人が多いとも言っている．確かに「行動化」を起こしやすい患者さんは，面接をしていても，話をするときに言いよどんだり，非常に早口だったり，どこか相手とゆっくり話すことができなかったりするタイプの人が多いですね．しかも，視線を合わせられない．

　母子関係の中に不安があると，言葉が十分に発展せず，自分の感情を自己観察する力も養われにくい．だから，言葉でかかわるよりも行動でかかわってしまう．ボーダーラインの患者さんなどをよく観察してみると，言葉が十分でないことが多く，言葉によるコミュニケーションを築きにくい．そういう患者さんには，面接するときには，優しい視線で受けとめてその人の言葉に気をつけて，その人のペースに合わせて話を聞いてあげることが重要です．話をよく聞いてあげることが，「行動化」を未然に防ぐことにつながる．グリーナッカーはそういうことも言っているのです．

　発達心理と「行動化」を結びつける考え方はさらに発展し，特に言葉の発達と「行動化」という観点から，母子関係の研究の重要性が強調されていきました．

　その中で，マーガレット・マーラー（M. Mahler）[42]は，子どもの人格発達について「分離-個体化」論を発表しました．赤ちゃんのときは，母親と心は一体化している．それがヨチヨチ歩きをしたり，言葉が発達したりしてくると，子どもと母親はだんだん分離していく．しかし母親からいったん離れようとするが不安になって母親のもとに駆け戻ってくる．そのような時期を再接近期と呼びました．ボーダーラインの場合は，この再接近期に問題があり，「行動化」はその問題が原因となっているというのです．マーラーの説は，グリーナッカーの説によく似ています．

　子どもは個体化して，母親から分離し，自分のパーソナリティができていく．母親が台所で仕事をしていても，その子どもは自分一人でいることができるようになる．母親と自分との区別をそこにつけることがで

きるようになっていきます．「行動化」は，その過程に挫折があり，それによって引き起こされるというんですね．

「行動化」への治療的対応

では，行動化に対して，治療的にはどう対応するのがいいのか．ポイントは次にあげる6点です．

① 治療同盟・作業同盟がちゃんとできているかどうかを確認する．

② 逆転移の自覚をもつ．

逆転移が起きていて，患者さんの分離不安を吸収しきれないでいるんではないか，と考える必要がありますね．

③ 非言語的なコミュニケーションを重視する．

行動化を起こしている患者さんは，言葉の発達に問題があることが多いので，しゃべっているときの調子とか，顔を合わせたときの視線などといった言葉以外の要素に十分注意を払うこと．

④ 患者さんに待つことを学習してもらう．

行動化がしょっちゅう起こる場合は，「お母さんが理解してくれないということだけれど，もう少し待ってみようか．あなたの治療がもっと進んだら，お母さんもあなたの気持ちを理解することができるかもしれない．だから待ってみよう」．たとえばそんなふうに介入して，患者さんに待つことを学習してもらうようにします．

⑤ 現実的な治療目標を話し合う．

たとえば，「インターネットで知りあった男性と今すぐ結婚したい」などという患者さんには「そういうことはもう少し待って，まず外出できるようにする．友だちの中に入っていけるようにする．それを目標にしましょうか」と，手が届きそうな現実的な目標について話し合う．

⑥ 行動化がなんどもくりかえされ激しくなって治療の継続が危うくなった場合には，やむをえず治療を選ぶか行動化を選ぶかの選択を患者さんに委ねる．

どうしても治療から脱落してしまいそうな場合は，「この治療を続け

るか，あなたの行動化をさらに進めるか，あなたが自分でどちらか1つに決めてごらんなさい」と言う．二者択一の問題にして，本人の選択を委ねる．すると，たいていは治療のほうを選択しますね．

Q&A

[Q]　自傷行為を繰り返す患者さんに対して，強い口調で「次に自傷行為をしたら，もう絶対に診てあげない」とおっしゃる先生がいるようですが，そういう態度も必要かもしれないと思う反面，ずっと疑問を感じていました．先生はどう思われますか？

[西園]　そういう態度で出ても，効果はないでしょう？

[Q]　ありません．同じことを繰り返して，結局，また先生に怒られている．

[西園]　そのようなときは，まず，患者さんをじっと見て，「たいへんだね．どうしてこうなったの．手を切るに至るまでをちゃんと初めから話してごらんなさい．あなたにとってもつらいことだろうけれど，ちゃんと話してみてごらん」と言う．行動化を起こしたときに大切なことは，行動化をそのまま放っておかないで，行動化に至るプロセスを必ずレビューしてもらうこと．そうしてレビューするとき，治療者は黙って，批判することなく聞いている．そういう治療者の態度が，患者さんの観察する自我がそこに育っていくのを支えるんですね．精神療法の成否は，そういう観察する自我をどう支えるか，どう育てるかにかかっています．観察する自我が強くなれば，そういう行動化を患者さん自身が抑制できるようになると期待がもてる．だから，行動化を起こしたときに「今度やったら診てあげない」と言ってみてもあまり意味がない．そうではなく，その行動化を起こすに至った最初の動機から始まって，その途中からずっと今の気持ちまでをじっくり聞いてあげることが重要なんですね．

[Q]　行動化したときに話を傾聴すると，逆にそう行動することによって自分の話を聞いてもらえる，というふうに患者さんが学習して行動化を繰り返

す，と主張する先生もいらっしゃるようですが….

[西園] それは患者さんのほうに，治療者にわかってもらえないという不満があるということでしょう．繰り返さないためには，日頃の面接を十分しておく必要があります．

満足のいく面接がないということは，3度3度のご飯がちゃんと食べられないで，おやつばかり食べているという感じでしょう．だから3度のご飯をしっかり食べるように治療者は考えなければいけない．

相互信頼が成り立っていないと，行動化で相手を動かすという悪循環は断ち切れません．断ち切るのも精神療法で行うわけで，行動化は決して脅したりねじ伏せたりして禁止できるものではない．閉鎖病棟に入院させたとしても，そこでまた行動化を起こす．看護師さんが殴られたりすることもよくあります．ひどい場合は女性ボーダーラインの患者さんで，妊娠してお腹の大きい看護師さんに体当たりして，自分の攻撃性を発散しようとした人がいました．だからやはり，叱りつけるのではなく，治療の中で患者さんの気持ちをきちっと吸収してあげることが大切なんだと思いますよ．

逆転移

治療の進展と洞察を妨げる要因としての「逆転移」

フロイトは，患者さんが転移をするのと同じように，治療者も患者さんに対して転移する，といいました．これを逆転移といいます．

治療者も人間ですから，子どものときにさまざまな体験をしています．依存とか憎しみとか，そういう未解決のものが，治療者の中にもあるわけです．したがって困難な状況におかれると，治療者のほうも退行して反応してしまうということがありうるのです．

その結果，治療が進まなくなることがある，とフロイトはいう．つまり，それは治療者の患者さんに対する「神経症的転移」です．これは治療者の「抵抗」といってもいいものですが，これをフロイトは「逆転移」と言ったのです．そして，こうした逆転移はコントロールしなければい

けないと言っているのですが，フロイトはあまり具体的な話はしていません．

次に並べあげたことは，私が考える「逆転移」の指標です．こうした点に気づいたら，治療の進展や洞察を妨げる「逆転移」が起こっている可能性があります．

① 患者さんの話に共感できない．

たまには共感できないこともあるでしょうが，しばしば共感できないときは要注意です．

② 患者さんに対する嫌悪感，恐れ，緊張がある．

「あの患者さんが好きになれない．わからない」．それは「逆転移」の1つの現れかもしれない．

③ 患者さんに対する過度の同情．

④ 特定の患者さんへの異常な関心．

治療者の中には，女性の患者さんばかり見る人がいたりするんですね．特定の患者さんやグループに異常な関心をもっている人がいる．長い目で見ると，そういう人は良い治療者にはなりませんね．若いときから，難しい患者さん，やさしい患者さん，男性，女性，思春期，いろいろな患者さんをひととおり診て，その中から自分の特定のテーマを選ぶのはよい．ですが，最初から特定の患者さんに異常な関心をもっている治療者は，パーソナリティにある種の問題がある場合があります．

⑤ セッション中，またはその前後に，抑うつ感や不快感を起こす．

これは比較的よく起こることですね．

⑥ 治療時間を忘れる．

これは本来あってはならないことですが，時々起こります．そういうときは患者さんに対して事実を認めて謝るしかない．精神分析や精神療法は正直になることを教える治療ですから，治療者も正直になること．

⑦ セッション中に寝込んだり，ある特定の事柄に集中する．

寝込むというのは，結構よくあることですね．「患者さんの話を聞いていると眠くて仕方ない」と言う先生がいますが，当然ながら寝ないよ

うにしなければいけません.

⑧ **時間的とり決めがルーズ.**

精神療法をやろうと思うなら,時間のとり決めはきちんとしてください.

⑨ **患者さんとの論戦,あるいは説諭.**

患者さんに論戦を挑んだり,説教をしてしまうことがある.

⑩ **防衛的すぎる構え.**

患者さんに対して非常に身構えてしまう.

⑪ **反応を得ようとして自己開示する.**

患者さんから評価を得ようと思って,自分のことをべらべらしゃべる人がいます.自分がどこの出身でとか,自分は野球のどのチームが好きだとか,言わないでいいことまで言ってしまう.患者さんとどこかで話を合わせようとしているわけです.

⑫ **不必要な元気づけをして,患者さんを依存的立場に陥らせる.**

⑬ **しばしば患者さんの夢を見る.**

患者さんの夢を見ることはあるのですが,ある特定の患者さんの夢をしばしば見る.

⑭ **患者さんに対して起こる性的感情の繰り返し.**

性的感情が起きることはあるかもしれませんが,それが繰り返し起こる.

⑮ **仲間との会合やカンファレンスを避ける.**

治療者が仲間に会いたくないとか,カンファレンスに出たくないというときは,本人の気持ちの中で患者さんとの関係がうまくいっていない場合が多いですね.

⑯ **家族とも打ち解けた関係がもてなくなる.**

⑰ **あまりに多くの治療的約束や社会的活動に自己犠牲的になる.**

先ほども言いましたが,こうしたことがあるからといって,必ずしも「逆転移」が認められるわけではありません.こういうことを一つの指

標と考えてください．つまり，こういうことがあったら，そのときは自分のパーソナリティが治療に柔軟に使われていないということなんですね．

　患者さんの話に共感できず，患者さんからひどく非難されたり，攻撃されたりすれば，頭にくることもあるわけです．それで患者さんを嫌いになったりする．こういうときにはスーパーバイザーの指導を受けて，気持ちを話してみる．すると，それが治療にどう影響しているかという問題点を指摘されたりし，なるほどと思うわけです．

　とはいえ，特に経験の浅い治療者が一生懸命に治療している中で患者さんから非難されたり，思いがけない状況が起きたりすれば，やはり腹は立つ．そういうときは，どうするか．そういう情動反応を起こしたときは，同時にそれを自分でコントロールすることを覚えなければならない．

　ただ，精神療法を始めたばかりの治療者は，むしろ一生懸命患者さんを理解しようとしているので謙虚なんですね．謙虚に患者さんの話を傾聴する．実はそういうときは，あまり「逆転移」が起きないんです．特別の反応を得ようとして自己開示することはあっても，経験の浅い治療者が問題を起こすことはあまりなく，かえって治療がうまくいくんですね．逆に，少し慣れてきて，これでいけると思ったようなときに，かえって嫌悪感を起こしたり，あるいは患者さんからの非難や，患者さんとの論戦で心が傷ついたりする．それで治療がうまくいかなくなることが多い．

　こういうときに大事なのは，研究会に出たり，症例報告を聞いたりすること．そして何より，治療者の仲間をつくることです．そういう3〜4人のグループがあるとよい．そこで言いたい放題のことを言って発散してみるんです．たとえば精神療法の盛んな医療機関だったら医局に戻ってきてから，あの患者さんはどうだとか聞くに耐えない暴言を吐くことがあるんですが，しかし，そう言っているうちにその中の誰かが，「ああ，それはあなたの分離不安が刺激されたな」とか，「それは去勢不安

を引き起こしたな」などと言う．お互いを認めながら自由に話すと，ああそうかと，カタルシスと同時に自己洞察が起きてくる．そうすれば，治療者はまた何事もなかったように治療の中に入っていける．感情を引きずらずにすむわけです．ですから，そういうグループをつくっておくことも，「逆転移」のコントロールになるでしょう．

ハイマンとラッカーの新しい理論

　　精神分析がスタートして110年余，前半はフロイトの考えを中心に動き，後半は極端な表現をすればフロイトからいかに離れるかという試みがなされたといえるでしょう．ただ，それはあくまでも「試み」であって，必ずしも離れているわけではないのです．その試みの一つに「逆転移」があります．その結果，「逆転移」への理解は非常に深まり，周知されるようになりました．

　　その発端には，イギリスのポール・ハイマン（P. Heimann）[34]とアルゼンチンのラッカー（H. Racker）[58]が提示した新しい考え方があります．

　　それは，「逆転移」は治療者が起こす神経症的反応，という狭い理解にとどめるべきではないということ．治療の中で治療者が起こす情動反応すべてを「逆転移」と考えようというのです．そう考えれば「逆転移」は次の3つに分類できる，というのが彼らの考え方です．

　　① 治療の進展に危険をもたらす見えないスポット．

　　これはフロイトの考える古典的理解と一致するもので，当然コントロールすべきものと考えます．

　　② 患者さんに真に起きていることを発見する糸口．

　　治療者の感情を治療者自身が感知し，その感情を引き起こした患者さんの気持ちを理解する手立てにするわけですね．

　　自分がイライラさせられている，不快にさせられている，あるいは患者さんからいいように使われているといった自分の感情を，患者さんの気持ちを理解する手掛かりにする．現代は，この考え方が「逆転移」を考える場合の多数派ですね．これはもともとポール・ハイマンやラッカー

といったクライニアン(メラニー・クラインの流れをくむクライン派)が提唱した考え方です.

③患者さんが生きた体験を獲得する場.

ダニエル・ウィニコット(D. Winnicott)[68]が提唱した「可能性空間(ポテンシャル・スペース)」のような,患者さんが自由に表現する場,患者さんがそこで生きた体験を獲得する場所をつくってあげる.「逆転移」をきっかけに,それを起こさせている患者さんの気持ちを吐き出す場をつくることも,「逆転移」の一つのあり方だというわけです.

「逆転移」におけるさまざまな見解

フロイトが言うように,個人的な情緒反応が起きたときにそれを自分でコントロールするのは当然としても,ただそれを危険視するだけでなく,自分の気持ちの中に起こっていることを患者理解への手掛かりにする,あるいはウィニコットのように抱え込んであげる.ウィニコットのように抱え込む(ホールディング)となると,それは治療者-患者の相互関係における治療者側の極,つまり,限りなく包容力のある態度が求められることになります.

ウィニコットが言った「潜在空間」,「可能性空間」,「抱きかかえる環境」というのは,もともと乳児の融合体験.つまり,母親と子どもがまだ分離される前の,赤ちゃんと母親の境界があいまいな時期に赤ちゃんが体験すべきことなんですね.その時期に問題があると,融合体験が治療者と患者さんとの間の空想や幻想になって転移する.

そうした転移を抱きかかえる,転移するスペースをつくってあげるというのがウィニコットの考えです.以前にもお話ししたことですが,ウィニコットはもともとは小児科医で,母子関係への関心から精神分析家になった人なので,彼の理論にはその動機がうかがえます.

クライニアンでもあるグリンバーグ(L. Grinberg)[31]は,ウィニコットの「抱える環境」と非常に近い考え方をもっている人で,「収納する(コ

ンテイン）」，あるいは「収納されるもの」を提唱したビオン（W. R. Bion）の考え方を発展させました．

　グリンバーグは，患者さんと治療者との間には「投影同一化」が起こると言う．自分が持っている気持ちが相手の気持ちのように感じられ，それで相手を理解したと思う．自分の感情で相手を理解するのです．

　その感情が好意で，相手との間に陽性の関係が起きるものが「正常な投影同一化」．あの人には自分を信頼してほしいとか，期待してほしいとか，そういう気持ちが自分のほうにあると，信頼を求める心を相手に投影して相手も自分を信頼してくれていると思うようになる．これによって，両者の間にある種の良い関係ができる．そういうものを「正常な投影同一化」といったのですね．

　ところが，「病的な投影同一化」では，その逆が起こる．自分自身を認められず，自分の攻撃的な気持ちを処理しきれないでいると，相手から自分が非難されているように思い込む．そう思い込むことで，相手から攻撃されるのではないかと恐れて，相手を攻撃してしまう．これを「病的な投影同一化」といいます．

　こういうことが治療の中で相互に起きてくる．「逆転移」というのは，治療者が患者さんに対して同じように投影同一化を起こすことだと，グリンバーグは説明します．もし，患者さんのいろいろな不安を受け止めきれず消化できないでいると，治療者が不安を起こして患者さんに投影する．そういう場合，治療者には具体的に何が起こるか．

　まず，患者さんに対して暴力的ともいえる拒絶反応を示す．

　あるいは，強い支配でこの拒絶感を否認しようとする．強すぎる解釈をして患者をコントロールしようとするわけです．

　また，時間遅れの反応をする．患者さんの話と治療者の反応にずれが生ずるわけです．

　そして，治療者に必要な良い投影同一化の効果を損なう．

　こういうことが起きてくるのです．逆転移のメカニズムは相互に起こる投影同一化で説明すると，よく理解できます．

統合失調症の精神療法に力を入れたサールズ（H. F. Searles）[61]は，重篤な患者さんでも決して治療関係を結べないわけではないと言っています．時として，治療者に対して患者さんのほうから共感，同情，慈しみを述べることがある．難しい統合失調症の患者さんが，「先生，夜遅くまでよく働いていますね，とても忙しいですね．先生は親切でよくやりますね」などと言うことがあるわけです．

患者さんにそう言われたとき，治療者が患者さんの求めている融合感を認知できず，ついうっかり自己愛的になって自慢話などすると，患者さんとの断絶ができてしまうことになります．神経症レベルの障害の患者さんの場合には「先生も人だな」という思いですみますが，精神病レベルの障害の患者さんの場合は断絶が起きて，治療者から拒否されたと思ってしまうことがあるとサールズは警告しています．本当はそういうふうに治療者を評価することで，患者さんは自分の評価をしようとしていたわけです．治療者がそれを認知できないと，治療者-患者関係が破綻することがあるということです．

最後にバリント（M. Balint）[3]の考え方を追加しておきましょう．バリントは，転移と逆転移とは相互に関係して起こると言っています．世界の諸事象はすべてが融合された中で渾然一体となって存在している．これを彼は「相互滲透渾然体」と呼びました．

相互に関係しながら，患者さんは静かなハーモニーの中で変化していく．静かなハーモニーについては，前にもお話ししたことがありましたね．治療者はあまり性急に介入しないでじっと患者さんの声に耳を傾けなさい，そこに患者さんとのハーモニーがあって，静かな良い雰囲気が流れる．そういうなかで患者さんの話を聞き，患者さんは変わっていくという考え方なんですね．

Q&A

[Q] 時間遅れの反応ということが，よく理解できなかったのですが…

[西園] 時間遅れというのは，今その場で応ずべきことをその場で応じきれないことです．患者さんが何か言ったとき，とり上げようと思ったときにはもう，患者さんの連想が変わっていることがある．そのときは患者さんの意識が変わっているので，その話題に関してはまた現れてくるのを待つしかありません．たとえば，母親の問題をさかんに問題にしているときに，話が急に変わって，今度は職場の話を始めることがある．2つのつながりがまったくないわけではないのですが，本人の意識の中では切り替わっているわけですね．そういうとき，職場の話をしている患者さんに対して，治療者が先ほどの母親の問題を持ち込むと患者さんの連想を妨げることになる．そういうズレのある介入が，時間遅れの反応というわけです．あくまでも，患者さんのフォーカスがどこにあるかということに注意しながら聞くことが基本です．

●精神分析における治療的介入——治療者としてどう働きかけていくか

ここからは，精神分析における治療的介入というテーマで，治療者として患者さんにどう働きかけていくかということをお話しします．

介入については以前もお話ししましたが，一連の流れを簡単に復習しておきましょう．

精神分析における治療的介入は，まずは聞くことです．しっかりと「聴き入る」こと．そして，「明確化」，「直面化」，「解釈」，「徹底操作」（あるいは「ワークスルー」）．だいたいこの順序で行うのが基本ですが，実際は「明確化」と「直面化」が逆になることは多々あります．

「直面化」とは，患者さんがある報告をしているときに，患者さんに向かって，「あなたはそれについてどう理解しましたか？」，あるいは，「ど

う思いますか？」と言って，本人の態度を明らかにすることです．
　また，あいまいな話でどうも内容がはっきりしないとか，以前言ったことと矛盾するというときは，「明確化」を行って内容を確認します．「明確化」や「直面化」は，もちろん意識的なレベルの話です．
　「解釈」になると無意識的なレベルに入っていく．その「解釈」にも抵抗の解釈と内容の解釈があります．
　そして，これらの介入で一応解決したように見えても，また同じようなことが起きてくる．あるいは，関連することが違った形で起こる．これを「反復する」といいますが，反復が起きてきたら一連の介入をもう一度行う必要があります．これを「徹底操作」（ワークスルー）といいます．本格的な精神分析は，3年とか4年，あるいはそれ以上かかることがありますが，多くの場合，それは徹底操作の時期が非常に長いからなんです．そうしないと，治療における本当の成果が出にくいわけです．

治療者のジレンマ

　治療者が患者さんにどう介入するかという問題は，治療者にとってそう簡単なことではありません．介入すべきか否かというところに，ある意味，ジレンマがある．そうしたことから，たびたび介入する治療者と，あまり介入しない治療者に分かれる傾向があります．
　一般に，これまで日本の治療者はあまり介入しませんね．聞くほうに回ることが多い．アメリカやヨーロッパでは，比較的よく介入する．文化的に違いがあるのでしょう．
　職業によっても差があります．精神科医はよく介入するんですが，心理士はあまり介入しない傾向があります．医師のほうには，職業柄まず変化させようとする気持ちがある．そういうことを受けた（医学）教育の中で身につけてきているんですね．一方，サイコロジストのほうは，おしなべて理解しようとする気持ちが強い．職業によって，そういう部分に違いが見えるわけです．

ただ，そういう文化差や職業差を越えて個人差の問題もあります．大きく分けると，共感・受け入れ志向であまり解釈をしないタイプの治療者と，介入して解釈することを何よりも重要と考えるタイプの治療者の2種類になる．どちらに偏ってもいけないと思いますが，実際にはこうしたクセが個々の治療者にあるということです．

治療の目的

　介入ということを考えるとき，それは何のために治療をするかということと切り離せない問題であることがわかります．そこで，治療の目標について少し考えてみることにしましょう．

フロイトの初期：力動的アプローチ

　まず，フロイトの精神分析の治療目標から考えましょう．フロイトは，初期には力動的アプローチに力を入れました．つまり，「何が」障害されているかということより，「なぜ」こうなったのかを探り，「どのように」治療するかということを大切にした．心の病をダイナミック（力動的）に治療しようとしたわけです．

　そこでフロイトは，大変な努力をして，無意識を意識化しようとしました．無意識は抑圧されているので，その抑圧を解くことによって意識を広げていこうとしたんですね．力動的アプローチの時代といってよいでしょう．

　そのために，まず「抵抗」を克服しようとした．「抵抗」を「解釈」して，そこに起こっている「転移」を理解し，そして，患者さんにその意味を伝える．それは，幼児期に抑圧された記憶をとり戻す作業です．幼児期の記憶喪失をとり除く作業といってもいいでしょう．それを「再構成」といいます．

　フロイトが治療目標とした無意識内容の意識化とは，具体的には無意識内容の中心であるエディプス状況を再構成することでした．フロイト

が発見したエディプス状況とは，父親，母親，自分，という三者関係の中で，幻想の中に異性親との性的願望があるというものですね．

フロイトはこうした「再構成」をいくつもの症例で明らかにしていく．中でも，『ある幼児期神経症の病歴より』の＜狼男の症例＞（p112 参照）でこの試みは頂点に達します．

これが，1910 年代半ばから後半にフロイトがとり組んだ，初期の力動的アプローチといわれるものです．

フロイトのその後：構造論的アプローチ

ところが，1920 年近くになると，こうした理解だけではどうも治療が進まないことに，フロイトは気づき始める．

『想起，反復，徹底操作』[17]（1914 年）という論文の中で，自由連想法で想起することがなかなか困難で，すぐ「行動化」に移す患者さんがいることを明らかにします．しかも，そういう「行動化」を「反復する」．本人が解決したいと思っても，またしても反復する．つまり，「反復強迫」を起こす．

それに対しては，「徹底操作」が必要だとフロイトは述べています．しかも，そういう作業は非常に長くかかる，とも言っています．

1920 年には，フロイトの論文の中でも非常に重要な意味をもつ『快感原則の彼岸』が世に出ます．

1914 年〜1918 年末にかけて第一次世界大戦が起こったため，当時は食べ物も暖房もなく，フロイトは外套と手袋を身につけたまま診療し論文を書くという有様でした．患者さんも減り，彼は経済的に苦しい中で開業を続けていました．そのうえ，長男が戦争に行って消息がわからない．そんな中で，戦争神経症，外傷神経症の患者が増加していく．

この論文はそうした体験の中で書かれたものですが，この中で，初期論文の『夢判断』の中で断言した「夢は願望の充足だ」ということがどうも戦争神経症の患者さんにはあてはまらない，と述べている．自分の

信念が揺らぎ始めたんですね.

そして,フロイトはこの論文の中で「死の本能」論を提唱します.人間には,自分をゼロにしようとする本能がある,さらに,ゼロにしようとするその本能から自己を防衛するために「生の本能」があるのだと,彼は主張します.その場合の「生の本能」とは主に性の本能のこと.生きる本能と死ぬ本能は対立関係にあり,そこに緊張がある.そして,生きる本能の一つの現れとして性の本能があるというんですね.

このように,ここでフロイトは大転換します.『快感原則の彼岸』はその結果として書かれたものです.

これらのこともふまえ,フロイトは『自我とエス』[21]（1923年）という論文を書きます.それまでは,人格には「意識」「無意識」「前意識」（1920年）という局所があると考えていたのですが,この論文の中で人格を「イド」「自我」「超自我」で説明する「構造論」を打ち出します.そして,自我は,精神分析療法によって超自我やイドとの調和が図れるようになるという.これがフロイトの考える治療論なんですね.こうして構造論があらわれ,治療の目標は構造的変化をもたらすことと主張されるに至ったのです.

『続 精神分析入門』[24]（1932年）の中で,フロイトは「イドあるところに自我をあらしめよ」と言いました.「イド」は英語の翻訳であり,フロイトの母国語であるドイツ語ではこれを「エス」と言いますが,無意識的欲動を指しています.

イド支配から脱却して,自我が統率をとるようにするのが精神分析だとフロイトは考えました.そして,精神の健康の指標は,愛する能力と働く能力のバランスであるという.会社員として有能なFさんには働く能力はありそうだが,愛する能力には問題があった.これを治療するのが,「イドあるところに自我をあらしめよ」.これがフロイトの精神分析の目標なんですね.

コミュニケーションと介入 ● 165

現代：力動と構造の統合アプローチ

　　今日では，こうしたフロイトの考え方から新しい考えへと変化しています．現代は，無意識の意識化は治療の一側面にすぎない，と考えます．自我を強化し，学ぶことと経験することを通して，自我が成長するのを支えるのが現代の治療の目標なのです．

　　そこで，バリント（M. Balint）は治療者の誠実さや治療者がつくり出す雰囲気がとても大切だと言っています．フロイトの時代は，治療者の中立性が重んじられ，治療者はあくまでも知性優位の科学者の態度で接していましたが，バリントもその一人ですが，第二次世界大戦後の時代になると治療者の誠実さや温かさといった雰囲気が大事にされるようになりました．

　　イギリスのウィニコットは，精神分析によって，患者さんが「思いやりの能力」や「一人でいられる能力」を身につけることを強調しています．一人でいられる能力とは，本来なら一体化していた赤ん坊の自分と母親が分離するときに身につけるものですが，赤ちゃんの時期には母親からホールディング（抱きかかえ）され，母親から信頼され，安心感を得た．そして，その母親を自分の中にとり入れることで，母親と離れても一人でいられる能力，人に頼らない能力を身につけていく．人は自分を支えるもう一人の自分をつくることができて初めて，不安を感じずに一人でいられるというのです．

　　フロイトの時代はエディプス・コンプレックスということが非常に強調されたわけですが，ウィニコットは，母親の役割が大変大きな意味をもってくるという．現在はエディプス・コンプレックスを否定はしないけれど，父親を強調していたフロイトと違って，母親を問題にする．

　　精神が安定して適応するには，一人でいられる能力が不可欠なんですね．たとえば，暗い夜道を歩くのは怖いですよね．そういうときに，誰か信頼できる人がそばにいたら安心する．けれど，じゃあそういう信頼はずっと本当に続くか．人間同士が信頼し合えるということは，一人で

いられる者同士の間に良い関係がもててはじめて生まれるものです．

では，夜道を一人で歩くときはどうするのか．それは，灯りのあるところまで不安な自分をもう一人の自分が支えて，誘導していくんですね．

ウィニコットは，誘導していくもう一人の自分とは子どものときに自分の中にとり入れた母親だ，という仮説を立てました．

多くの患者さんの場合，父親との関係で，父性性体験が必ずしも十分でなかったと考えられることがあります．

治療の中で，こうした一人になれない自分に気づく，自己を支える自我に気づいていく．気づくためには，治療者がそういう過程を支える母親の役割を果たしていく必要があります．現代の精神分析は，そういうふうに変わってきている部分があるということなんですね．

この考え方はもっと進めると，では今日の父親の役割はどうかという問題が出てくるわけです．パーソナリティ発達と父性性との関係についての私の考えは，いずれ機会をつくってお話ししましょう．

治療者の治療的能動性

次に，治療者の能動的なアプローチ，治療的能動性についてお話しします．難しい言葉を使いましたが，これは治療者として治療的に患者さんにどうかかわるかということです．

精神分析にはいろいろなグループがありますが，ここではこれまで最もスタンダードだった，自我心理学のグリーンソン（R. Greenson）[30]の考え方をもう一度説明しましょう．

非分析的アプローチ

グリーンソンは，精神分析を成り立たせるためには，実際の分析では，ふつう人間関係のような治療関係を保つうえで大事な部分があると言いました．そこで彼は，精神分析のアプローチを非分析的アプローチと分析的アプローチの両面からとらえ，非分析的アプローチの必要性も強調

しました．それは「カタルシス」「暗示」「マニィプレーション」という3つの非分析的アプローチですが，それを順に説明していきます．

カタルシス

　カタルシスについては皆さんも理解しておられると思いますが，「情緒発散」のことですね．患者さんが話を聞いてもらうことで情緒の緊張を解放させることを指しています．

　「acting listening（聴き入ること）」を主張したのは，アメリカのカウンセリングの大家であるロジャース（C. Rogers）ですが，彼は『非指示的カウンセリングとサイコセラピー』（1966年）という論文の中で，あまり介入せず，聞くことに徹することで患者さんのカタルシスを引き出そうと言っています．非指示的カウンセリングとは，カウンセラーあるいは治療者がクライアントに指示するのでなく，クライアントの意志を尊重しようとするクライアント中心の療法ということですね．

　ロジャースに傾倒する治療者をローゼリアンといいますが，第二次大戦後，日本では心理士を中心にローゼリアンがたいへん多かった．先ほど，サイコロジストはあまり介入せず聞くことを大事にすると言いましたが，そうした傾向はロジャースの影響を多分に受けたものなんですね．

　カタルシスに導くような「聞く」には，次に示すいくつかのポイントがあります．

　①　声の調子や行動に注目する

　患者さんの声の調子を聞くだけでなく，部屋に入ってから出て行くまでの面接中の行動に注目するのです．「聞く」というのは，ただ話を聞くだけでなく，非言語的な表出，表現などを聞くことなんですね．視線が合わせられるか，笑顔があるか，体のバランスはどうか，リラックスできているか，そういうことへの注意が必要なのです．

　②　外の刺激に対する反応と，患者さんの内からの表出とを区別して聞く

　患者さんの話を聞きながら，治療者を含めた外部への反応と，心の内

の声とを区別するように聞くわけです．心の奥にもっている不安や幻想について喋ろうとしているのかどうかを聞き分けなければ，本当に聞いていることにはなりません．

　③ **感情レベルに注目する**

　心の内なる声が，どんな感情に支配されているのかに注意します．喜びか，不安か，怒りか，憂うつか，そういう感情のレベルを聞き分けるわけです．

　④ **患者さんの話を治療者自身の言葉に移してみる**

　患者さんの話を本当に理解するには，患者さんが言っていることを自分の言葉に置き換えてみる必要があります．

　⑤ **治療者が沈黙することの大切さを知る**

　患者さんがカタルシスを得るには，「治療者が沈黙を守って，患者がしゃべるのを保証してあげなければならない」といいます．対面法面接では，相づちを打ったり，質問したりしなければならないでしょうが，カウチに寝て連想してもらうときは，あまり質問しないほうがいい．

　また，患者さんが話をしているときは，患者さんと現実対象としての相手，および患者さんと治療者，この2つの関係を一対として聞くようにします．患者さんが現実の対象との関係を話しているときは，「この人は私との関係をどのように感じているのだろうか」ということを常に想定しながら聞く習慣をつけましょう．

　では，カタルシスによって患者さんには何が起こるのでしょうか．

　① **情緒的な抑制が解除される**

　解除されると，情緒的表出が非常に増えていく．

　② **治療者の共感を伴った傾聴によって，自分が受け入れられたことを学ぶ**

　これはたいへん大事なことです．最近のアメリカでは，間主観性精神分析という新しい学派が発展していますが，そこでは患者さんと治療者の相互理解，相互関係を特に大切にする．患者さんの「理解された」と

いう気持ちを大事にし，ときに告白を通じて感じる負い目や罪意識の軽減を図る．患者さんははじめの頃は負い目や罪の意識に気づいていなくても，何度も話をしていくうちに，自分の中のある種の状態に対して自己批判的な気持ちがあることに気づいていくものだからです．

③ **過去のとらわれから解放される．**

カタルシスによって，とらわれていたことからすっと自由になる．フランツ・アレキサンダーの言う「修正感情体験」によって，話しているうちにカタルシスを起こし，気持ちが晴れやかになっていくわけです．そうして患者さんに健康的な側面が出てくるんですね．

以上のことは，何も精神分析に限ったことではありません．カタルシスは，一般生活の中でも通用する部分が多いですね．

暗示

しかし一方で，繰り返してカタルシスを感じても，解決しない問題もある．それは本人の内的な対象関係，つまり本人が子どものときからずっともっている親との間の依存や攻撃といった問題ですね．例えば，よくあるケースですが女性に対する徹底的な依存やしがみつきがある．そして，それと同時に自分の幻想を少しでも妨げるものに対しては，怒りが湧いてくる．これはもう，カタルシスだけでは解消しない．

そういう場合は，「暗示」という方法を使うことがあります．

暗示には「直接暗示」と「催眠カタルシス」がありますが，「直接暗示」とは簡単に言うと，本人の困っていることが解消されると伝えることです．

催眠下で「あなたはよくなりますよ」と暗示をすると，それで症状が治る人もいる．私は若い頃，フロイトの催眠カタルシスを追体験しようと思って催眠術の勉強をしたことがあります．そのころ九州大学に催眠に熱心な先生がいて，九州大学の精神科の同僚がその先生と共同研究をしていたのですが，私はそれを見習って，ヒステリーで足が動かない若い女性の患者さんに催眠術をかけて直接暗示で治療してみました．する

と，足が動くようになった．ただ，まだ内面の問題が解決していないので，症状が治ったのは一時的なものでした．治った後で環境調整をしなければ，本当の治療にはならないんですね．

また「催眠カタルシス」でも治療を行いました．つまり，これは催眠状態の患者さんにいろいろ話をしてもらってカタルシスにいざなう方法です．催眠カタルシスを試すと，実際に症状が軽くなることはよくありました．

暗示にはこうしたものがあるということですが，グリーソンのいう暗示とはそうした症状を対象にすることでなくて，なお，面接がうまくいかない患者さんに，「今日は連想ができなかったようですが，明日はうまくいくでしょう」などと話してあげるといった内容のものです．

マニィプレーション

「マニィプレーション（manipulation）」とは，操作とか操縦と訳されます．「環境調整」のようなことを指しています．患者さんの家族周辺に大きな対立がある場合は，家族との関係の中に本人が参加するよう促したりする．カウチで自由連想法をするのが不安だったら，椅子に座る対面法にするとか，あるいは50分の自由連想では長くてつらければ，対面法に変えて時間も30分にしてみるとか．そういうもろもろの環境調整をすることです．

こうした環境調整に関して，今はあまりそういうことは言いませんが，フロイトは治療の約束として「治療期間中に人生上の特別な変更はしない」ということを厳しく言っています．仕事を辞めるとか離婚をするなど，治療の内容と関係しているような人生の重大事は治療がすむまで変更しないように約束するわけです．これには治療が進みにくいということと，治療中に変更したことは後で後悔しやすいということの両面の意味があります．そして，調整する際は，緊急のときにどうするかというとり決めもしておきます．

このほかに，治療的なマニィプレーションというのもあります．治療

関係から脱落しそうな人だったら，症状をとり上げて行動制限をするとか，ボーダーラインの人に行動制限をしたりして，治療環境を整える．これも「マニィプレーション」です．ただし，こういう現実的な行動周辺の調整は，実際は「行動療法」や「認知療法」の関連領域の話になりますね．

Q&A

[Q] 「催眠カタルシス」とは具体的にはどういうことを指しているのでしょうか？

[西園] 「催眠カタルシス」は，もともとジョセフ・ブロイエルが行った方法ですね．彼は＜アンナ・O＞[9)]に催眠状態の中で頭に浮かぶことを何でもしゃべらせた．そうしたら，それまでは抑圧して意識にのぼってこなかった事柄が頭の中に思い浮かんだというんですね．それを「催眠カタルシス」と呼びました．

私が若いとき担当したケースでは，催眠に入っていった患者さんが，「目の前にヘリコプターが飛んでいます」という連想を始めた．「ヘリコプターが飛んでいる．ヘリコプターの中に男と女が1人ずつ乗っています」と言うので，「誰が乗っているか様子を見てごらんなさい」と私が言うと，「怖いから見ることができません」と，答えた．

「先生がそばで聞いているから，よく見てごらんなさい」と言うと，「夫と姑が乗っています．その2人がものすごく仲良く乗っています」．そして，連想の中で次第に姑と夫の非難を始めた．

それから催眠から覚まし，「今催眠であなたが話した事柄は，何か現実の生活の中で思いあたることではありませんか？」と言ったら，顔を赤らめながら，「私たち夫婦は，結婚はしたんですが，あの姑が夜，私たちの部屋で一緒に寝るんです．それで夫婦になれません」と，そういう話をする．このケースは私が医師になって間もなくの頃だから，もう50年以上も前の話です．昔は見合い結婚が多く，今のようによく知り合ってから結婚する人たちばかりで

はありません．それでその患者さんは，結婚してみたら母親と息子の結びつきがものすごく強くて，不満がこうじてそれでヒステリー症状を起こしたのです．

　そういうように催眠に誘導して自由に話させると，抑圧や抑制がとれて思っていることを話し始める．夢のような内容から現実の話へと心の内を話すようになる．そういうものを「催眠カタルシス」と呼ぶわけです．

[Q]　ちょっと次元は違いますが，催眠カタルシスは，カウチで話を聞くのと似ているのでしょうか？

[西園]　似ていますが異なるものです．催眠カタルシスでは，催眠によって抑圧する自我をカットして意識を変えているから，今まで言えなかったことが言えるようになる．でも，その程度のことだったら，皆さんが精神療法家として慣れてくれば，催眠に入れなくても聞くことはできます．「何か苦労していることがあるようですね」と，じっと聞いてあげると，話してみようかという気持ちになってボツボツ話し始める．もちろん，その中では，意識の領域で話してもいい話をするわけですが，そうしたときの視線とか口調とか，あるいは後でそれを否定したりする態度などで，患者さんの心の葛藤がどれくらい解放されているかということも感じられるようになると思います．フロイトは催眠法を捨ててカウチの上での自由連想法を開発しました．内心の思いを語る点では共通しますが，催眠カタルシスと自由連想法とでは患者さんの自我の関与の仕方が違います．

[Q]　催眠カタルシスに入れて患者さんの抑圧されている部分をしゃべってもらうのと，精神分析的にカウチで自由連想法をして同じことを語ってもらうのとでは，何か効果に差があるのでしょうか？

[西園]　私は今は催眠を行わないのですが，やめたのは効果が不安定だからなんですね．意識の覚醒度レベルによって，催眠が深くなったり浅くなったりする．話の内容も深い話をしているかと思うと現実の話になる．それと，そういう催眠下での話というのは，本人にとってはある意味で主体性があいまいな場合があるんです．だから，催眠をやめました．かなり操作的で治療者に規定される部分が多いことも一因です．それに，先ほども言った患者さんの自我つまり主体性の回復，成長が催眠カタルシスでは期待できません．

しかし，この頃は世界的にまた催眠療法が復活してきているようですね．PTSDの患者さんなどが増えてきて，気持ちのうえで早く開放感を体験したい患者さんがあることから催眠療法が復活してきたのでしょう．日本にも現在催眠の学会が2つあるそうですが，日本の精神科医の間では一般的ではありません．

[Q]　「ジアゼパムインタビュー（催眠作用のあるジアゼパムを投与して患者さんに話させる方法）」というのは，催眠カタルシスなどに似ているものですか？

[西園]　私が医師になった頃は，「イソミタールインタビュー」や「ジアゼパムインタビュー」がありました．フロイトの言う抑制−抑圧を，薬を静注することで軽減すれば内心の考えが浮きでて語られるという期待からの面接法ですね．けれど薬の作用で意識を変えるという方法は，なんとなく強制的に思い出させる感じがするじゃないですか．それに，イソミタールインタビューは，イソミタールの投与量の加減がむずかしく，患者さんがすぐ寝てしまうんですね．それで私もこれはまずいと思って中止した．あなたがおっしゃるジアゼパムインタビューは，たしか私が日本で最初に行ったのではないでしょうか．催眠作用や抗不安作用でリラックスしてもらったら，いろいろな話が聞けるだろうと思って始めたのです．私が1967年に出版した『薬物精神療法』の中に，ジアゼパムインタビューの研究結果が書いてあります．薬で不安を和らげたら，患者さんが自分の問題を報告し始めるというような内容ですね．

しかし，それにしても何だか無理やり白状させるというニュアンスがつきまとうので，やめました．やはり私としてはあまりお勧めしません．そういうことをしないで，患者さんとの共同作業の中で患者さんにその気になってもらって，ちゃんと話が聞けるという仕事をすべきだと思います．つまり，治療の目標は患者さんの自我の回復あるいは成長にあるのですから，無理やり薬で意識を変えるのは好ましいとは思いません．

分析的アプローチ

　さて，治療的能動性には，非分析的アプローチとともに，精神分析の本体ともいうべき分析的アプローチがあります．これは，前に申し上げたように「直面化」「明確化」「解釈」「徹底操作」（ワークスルー）です．次は，これらについて順に具体的な説明をしていきましょう．

直面化（confrontation）

　「直面化」は精神分析の方法ですが，精神分析に限らず，精神科臨床であればいろいろな場面で使える技法です．

　どういう方法かというと，「今おっしゃったことを，もう一度考えてみてくださいますか？」，「あなたがなさっていることに，どんな気持ちをもたれましたか？」などと，患者さんが現在体験している感情や空想を質問するもの．

　「今おっしゃったことを，あなたご自身はどう思われますか？」と問いかけて，「気づくことを回避している」という事実に注意を向けさせるわけです．

　たとえば，「母親がこうなんです」と言いながら，自分の気持ちをその中に投げ込んでいることがある．けれど，投げ込んだだけで本人はそれに気づいていないから，「お母さんがそうなさったとき，あなたはどう思いましたか？」あるいは，「今その話をなさりながら，どんなお気持ちですか？」と，母親のほうへ投げ込んでいる気持ちを自分に向けさせる．それを「confrontation」といいます．避けていることに対する解決を促すということですね．

　これは，治療者に対決を迫ることでもあるんです．母親を非難している気持ちを自分のほうに向けさせる．同時にそれは「先生がそう質問して自分に対決を迫った」ということですから，治療者との対決でもある．前に，患者さんの話を聞くときは，患者さんと現実の相手，それに患者さんと治療者，この2つの関係を「対」で考えなさいと言ったのはこう

コミュニケーションと介入 ● 175

いうことです．これが上手にできれば，患者さん自身の「自分の気持ちを観察する能力」がどんどん身についていく．

ですから，「直面化」がうまくできるようになれば，「解釈」までしなくていいケースも出てきます．本人が気づいて，「私の考えが狭かった」とか，「母のせいにばかりしていたことに気がつきました」とか，そういうふうに自分の問題にしていく．

そういうたいへん大きな効果があるので，患者さんの話を聞きっぱなしにしないで，明日からでも「直面化」をうまく使ってみてください．

明確化（clarification）

「明確化（clarification）」は，患者さんの話にあいまいさや矛盾があるときに，その内容を正すことです．

元来，日本人の話はあいまいだといわれています．そのあいまいさは，気象と関係すると言った人がいる．日本では，春になったら霞たなびき，梅雨になったら雨ばかり降る．本当にスカッとしているのは秋だけ．風景がぼやけて見える．そういうような認識態度が物事を明確にしなくても不安にならないということに影響しているというんですね．

また，日本人の話のあいまいさというのは，相手の話を引き出してから自分の答えを言うという態度にも現れている．「あなたは明日パーティーに行く？」と聞くと，「行くよ」と返事をするより「あなたはどうするの？」と聞き返す場合が多い．それから，「あなたが行くなら行くけど」，「じゃあそうしようか」ということになる．もともと自分の考えをはっきりもっていない人が日本人には多いわけです．

それが日本文化なんですね．人と同じことをしていないと危ないという気持ちがずっとある．変わったことをすると村八分になる，という日本の文化があるものだから，あまり態度をはっきりさせない．それで，話のあいまいさというものが出てくるんですね．これは，一神教の文化ではあまり受け入れられない話ですが，日本のような多神教の中ではこうしたあいまいさが必要なんですね．葛藤があると話し合えないから，

それから，以前話したことと内容が違っている矛盾する話に対しても「明確化」する必要があります．
　このほか，患者さんが治療から脱落しそうなときにも「明確化」は必要です．このところ，私の患者さんでよく遅れてくる人がいるんですね．1つの目安として「15分以上遅れてきたら，私はあなたが治療から脱落するんじゃないかと心配する，と覚えておいてください」と伝えておきます．だから，その患者さんが遅れてきたとき，「先生すみません，車が混んでいました」と言った時など「そうですか」と受け入れた後，一刻おいて，「今日は道がそんなに混んでいたのですか，おうちを何時に出られたの？」と聞いて「明確化」する．
　破壊行為が予想されるときにも，「明確化」します．手首自傷の予兆があるときや，家の物を破壊しそうなときには，「何か最近，気持ちが落ち着かないような，何か自分を発散しないといられないような，そんな気持ちがおありになるんでしょうか？」などと，前もって聞いておきます．
　こういうときは，慎重に介入する必要があります．少し難しい話になりますが，患者さんには「前意識」というものがある．私が今しゃべっていることは「意識」の世界です．一方，「無意識」の世界もある．全然，意識されない部分ですね．それらに対して，前意識というのは，思い出そうと思ったら，その瞬間は考えていなくても，思い出すことができる世界．たとえば，ある質問があったときに，それまで私の頭の中にはその話はまったくなかったのに，質問を受けて，ちゃんと答えるにはどうしたらいいだろうと思ったとき，パッと意識の中にある症例の経験が出てきた．そういうものを「前意識」というんですね．普段は意識にないんですが，必要なとき意識の上にのぼってくるものです．
　破壊行為が予想されるときは，前意識にあると思われることに焦点を合わせ，それをはっきりさせて質問することが重要です．前意識には，やはりいろいろな心配事がある．治療者のほうにもそういういろいろな気持ちがあるでしょう．明日は何をしようとか，明日は回診があるけど

準備していないとか，面接の整理をしていなかったとか，思い出すと心配になることが．

患者さんには，そういうことを上手にはっきりさせるような質問をする．患者さんが自分の感情，空想，態度について自覚を高めるように，理解ある態度で質問する．すると，患者さんは自分自身に関する情報を再整理し，洞察へと導かれていきます．その前意識を問題にしてあげたら，ウィニコットの言う「自分を支えるもう一人の自分」ができてくる．こういうやりとりができる場所を「スペース」といい，患者さんはそこで先生に話を聞いてもらって，受け入れられたと感じるんですね．

「明確化」はごく簡単なことのように見えますが，これが上手に使いこなせたらサイコセラピストとしてたいへん上達します．

この「明確化」を概念化したのは，「非指示的カウンセリング」を始めたロジャースです．バンクーバー精神障害者の社会復帰システムをつくり，後にロサンゼルスに移ってUCLA教授になりアジア系移民に尊敬されている精神科医のミラー（M.H. Miller）は，ロジャースに関して「彼は精神科医ではないけれど，彼の非指示的カウンセリングは精神科医にとっても非常に役に立つ」と私に言いました．精神科で治療関係をもつとき，本人が自分についての情報を整理することが非常に治療に役立つんですね．

また，「明確化」には，気づいていない2つのことを結びつける役目もあります．本人が気づいていないことを，「先日おっしゃったこととこれは関係しているのではないでしょうか？」と，「明確化」していくわけです．

解釈（interpretation）

「解釈」は，抵抗の解釈のところでも言いましたが，本人の無意識に対してびっくりするような解釈をするのではなく，本人が気づきやすいところから始めるべきです．

「あなたはお父さんに対して，殺したいという願望をもっているでしょ

う？」というような解釈を最初からしても何の意味もありません．そうではなく，「あなたはお父さんに対して気を使ってらっしゃいますね」と言えば，「子どものときから父親に叱られていたから」などと答えるでしょう．「ああ，それは思い出すのもつらかったでしょうね．私に対してあなたが遠慮しておられたのは，お父さんに対する気持ちとどこか似ているところがあったからじゃありませんか？」．これは転移解釈ですね．

「お父さんと解け合わない気持ちをもっていたわけですね．お父さんに対して怒りをもっていたと言っていいですか？」．そのあたりから「父親に対して怒りをもっていた」と，そういう気持ちを話し始める．「じゃあ，いつかおっしゃっていた，父親が帰って来なければいいというのは，お父さんがもういなくなってしまえとさえ思われたことがあるということだったんですね．お父さんなど死んでしまえと思われたんでしょうか？」．

そういうふうに表層からだんだん内部に入っていく．抵抗解釈から内容解釈へ進む．抵抗解釈は，言いよどんでいたことに解釈をすること．「先ほどは言いよどんでいらっしゃいましたが，それはお父さんに対する気持ちと共通しませんか？」というような解釈ですね．そういうふうに表層から，つまり，理解できる範囲のことから，次第に特別な事柄へと話題を深めていく．本人が問題にすることを避けていることから，だんだん中身を考えるところへと進めていくというわけですね．

これは精神分析を実際に勉強している人でないと，すぐにはわからないと思いますが，深すぎる解釈は患者さんを混乱させるんです．かといって，そのときの患者さんの意識にある関心だけをあつかうような浅すぎる解釈も，治療的ではないとされます．大切なのは，患者さんの注意を自らの心の働きに向けること．自分を観察するように仕向けることです．自分の父親のことを話すというのは，そのときはもう過去の父親であり，自分の心の中に住んでいる父親を問題にしているわけです．

解釈の最終目標は，患者さんの心で起こっていることの意味を知るこ

と，意味と動機，あるいは原因と言ってもいいでしょうか，そういうものを明らかにしていくことです．

ストラチィー（J. Strachey）は『精神分析治療作用の性質』[63]（1934年）の中で，解釈はどういう意味をもつかということを非常にわかりやすく説明しています．治療が進んで転移が成立するようになってくると，患者さんは自分のイドの満足を求めて，治療者が許してくれるか許してくれないかということを気にするようになる．要するに，治療者を自分の超自我に仕立て上げるんですね．

もともと負い目があって自分で自分を罰している．そういうものが超自我です．それが非常に強く働いて，治療者に対して超自我転移を起こすわけです．ストラチィーは，治療の中に転移が成立すると，患者さんは治療者を超自我にしたててしまう，と言っている．「先生は許してくれるだろうか」，これに対し，治療者のほうも代理超自我を演じて解釈を行う．こういうことで本人の構造的変化が起きてくる．ストラチィーは超自我を演じることも治療の一つの役割であると言っています．

治療者の解釈は患者さんをとり入れるものでもなければ，父親，母親を再現するわけでもない．つまり，治療者は患者さんの味方になるのでもなければ，現実の両親の代わりをするのでもなく，人格発達のために必要であったけれども実際に得ることのできなかった対象として，第3の道を模索するということです．

ファイン（R. Fine）は解釈に対する患者さんの反応について，次のように言っています．

① 治療者の話をじっと聴き入る．あるいは，話の途中で治療者の話を遮る．

② 治療者の話を受け入れる．あるいは，拒絶する．

③ より生産的になって治療者が知らないような連想を報告しはじめる．しかもそれが治療者の解釈を発展させたような内容であることがあ

る．「そう言われてみれば，子どものときにこんなことがありました」．あるいは，逆に幻想が途絶えて，抑圧的になってしまう．

　④解釈を聞いた後に行動が伴ってくる．あるいは，治療者と論争になる．

　⑤考えが深まる．あるいは，治療者に対して陰性感情をもつ．

　⑥自分に関して話を深めていく（自己関与）．あるいは，一般論にしてしまう．

　つまり，解釈に対しての患者さんの反応としては，じっと聴き入る，受け入れる，治療者が言った以上のことを連想する，解釈の内容に沿った行動をする，考えが深まっていく，自分の問題としてとり入れる，こういう変化が期待されるわけです．それがうまくいかないと，ここで「あるいは」といった反対のことが起きてくるわけです．

　解釈の効果の指標とは，「先生からいい話を聞きました」と，二つ返事で受け入れることではないんですね．治療者によってなされた解釈の言葉以上のものを自分の中で想起するかどうか，ということが重要なのです．

徹底操作（ワークスルー）

　1回の解釈で洞察を得たとしても，それですぐパーソナリティの構造的変化が起こるわけではありません．何度も操作をする．つまり，分析的アプローチを繰り返す（recycling）必要があります．

　親との葛藤は無意識のうちにとり入れられていますから，1回きりでうまくいくわけがないんですね．何度も徹底操作を繰り返さなければいけない．

　そして，そこで自我の強化が必要になる．何かしてしまってから，それをいつまでもあれこれ後悔していても仕方がない．してしまったことはもう返ってこない，様子を見よう，次の機会にしっかり行動しよう，こういうことが自我の強化ですね．

　それで受け入れられれば，気持ちが開放される．そういう一つの体験

をすることで学習する．すると，また自我が強化され，葛藤から開放されていくのです．

● 治療者の困難性とその解決法

　患者さんの話が続きましたが，治療者にしても，そうそう自信をもって介入できるときばかりではありません．ここでは，治療者が何に困っているのか，それを解決するためにはどうしたらいいか，ということについてお話ししましょう．
　治療者が困っていると思われることを列挙すると，
　①自分の能力のなさを感じる．
　②患者さんに害と与えていると思う．
　③患者さんをまったく理解できない．
　④ラポールがとれない．
　⑤患者さんに支配されていると感じる．
　⑥挫折感をもつ．
　⑦かえってうぬぼれてみせる．
　些細な困難は絶えずあるのが普通の治療です．ないと思っていると，うぬぼれることになる．それは問題ですね．人の心を理解するということは，そうたやすいことではない．こうだろうか，ああだろうかと絶えず考えるのが自然なのです．
　⑧個人的問題を内心で再現するだけでなく，実際に引き起こす．
　治療者のほうに解決していない個人的問題というものがあり，それを実際に引き起こしてしまう．行動化を治療者が引き起こすわけです．
　⑨論理的ジレンマを体験する．
　どう解決していいのか，自分で理屈がわからなくなってしまうのですね．
　それでは解決策としてはどういうことがあるでしょうか．
　①自分が行った技法を正直に謙虚に再検討する．

②治療者の逆転移を自己分析する．
　③困難性を自分でもきちんと評価し，そのうえで患者さんへの介入の修正を図る．
　④他の治療者のアドバイスを求める．
　スーパービジョンを受け，学習することが必要です．また，前にも言ったように，精神療法をしっかり身につけるには，働く場所，精神療法を受け入れる雰囲気があって，自分以外に一緒に苦労している人がいることも大切です．
　⑤時にしばらく治療を休止する．
　⑥どうしてもうまくいかないときは，治療をやめる．
　最後の2つはよほど困った場合ですが，中にはそういう選択肢もあるということですね．

Q&A

[Q]　今入院中の統合失調症の患者さんのことで質問があります．
　若い女性で何でも被害的に受けとる方で，自分のことを誹謗しているとか，自分に嫌がらせをしていると思い，他の人にひどい暴言を吐いたりする．私との面接では今のところ落ち着いていますが，この前の面接のときに，「先生と親しくなってきたので，今後はそういう暴言を吐いてしまうかもしれない．だけど，そのときは自分は先生にすごく甘えたいと思っているからそういう行動をしたんだと思ってください」と言われました．そのときはそれについては触れなかったんですが，そういうときはどう対応したらよかったのでしょうか？
[西園]　どう対応したらよかったのか，と少し気になったのは，どういうことからでしょうか？
[Q]　そういう行動をもし患者さんがとったときは，それまでの治療関係がうまくいかなくなるのかと思ったので….
[西園]　何だかその患者さんがあなたにだんだん甘えてしがみついてきそう

> ### コーヒーブレイク　患者さんを受け止めるための訓練
>
> 　とにかく患者さんのいいところを見つけてください．それが患者さんを受け止められるようになる，小さくても確実な入り口です．患者さんを治療するとき，その人のいいところを見つけて評価しなければ受け止めきれません．そういう意味で，精神療法家になるには，毎日誰かと会ったときに，その人のいいところを見つけようとする訓練を自分に課すことが必要です．
>
> 　では，どこを評価したらいいのか．それを日々，訓練するわけです．患者さんでもいい，同僚でもいい，看護師さんでもいい，家族でもいい，この人はいやなことを言うこともあるけれど，この人のいいところはどこだろう，評価するとしたらどこだろう，と絶えず考えるようにしてごらんなさい．患者さんに対する理解が非常に深まるはずです．
>
> 　人は誰でも理解されたい，受け止められたい，と思っているものです．受け止められていないから，乱暴したり，ネガティブな感情を向けてくる．評価されることではじめて，一人ぼっちにされたくないという気持ちが癒されるんですね．

だな，という不安でも感じたんでしょうか？

[Q]　はい．

[西園]　多分そうでしょうね．先ほどの話のように，先生にも暴言を吐いたりする心配があると言ってきたら，その患者さんを評価してあげたらいいと思います．そういうように自分で自分をよく見ているわけでしょう．自分はそういう暴言を吐く，自分でも自分を評価しているわけですよね．そういうことを先生にもやってしまうかもしれないと言ってきている．自己観察しているわけです．

　だから，「あなたは自分で自分のことをよく考えて心配してるのね」「そういうふうに，自分で自分のことを考えるという力があなたにはちゃんと備わっているみたいですね」．そういうふうにまず評価してあげたらどうでしょう．そのうえで，「そういうことを先生にぜひ伝えたいと，あなたは思ったんでしょう．もう少しそこのところをはっきりさせてみましょうか」と，そういうふうに介入したらどうでしょうか．

[Q]　はっきりさせるというのは，患者さんがそういう気持ちになった理由

をはっきりさせるということですか．

[西園] はい．そこを2人で話し合っていこうというわけです．つまり，彼女はそういうふうに自己観察はしているんだが，おそらくそれから先には深まっていかないのだと思うからです．だから，治療者との間で自分を観察する機会をそこでもたせるわけです．そういう介入をして，自分を考える場をそこにつくってあげる．

　精神療法はそういうことの積み重ねです．だからその患者さんがそういうことを言ってきたときには，見逃さずに評価できるところを見つけてあげることが必要です．そうすれば，本人は先生から認められた，先生がちゃんと理解してくれた，と思うじゃないですか．あなたが彼女を受け止めたかどうかということは，彼女にとっても気になっていることですからね．

MEMO

Lesson 4

治療の終結と転帰

●治療的変化

精神療法の経過

　　　　今日は治療の終結を中心にお話ししましょう．
　　　次頁に示した図は，以前「ウォルバーグの図」[54]としてお見せしたことがあるものですが，精神分析的精神療法の経過を表しています（**図1**）．
　　　治療を始めると，まず問題になるのは症状ですね．症状ははじめのうちは順調に改善し，やがて再発していって，しかし徐々に波を描きながら解決をしていきます．
　　　行動の変化にも，波がある．人格の成長は，症状の改善のようなわかりやすい動きをとりません．行動の変化もそうですが，人格の成長，つまり洞察とか成長というものには時間がかかるということなんですね．Fさんのケースも5年くらいかかった．
　　　ウォルバーグは，「治療の促進には正の要因と負の要因がある」と言ってます．
　　　少し話を聞いて信頼関係ができてくると，初期の段階では治療が進展します．「カタルシス」，「プラセボ効果」，「理想化」などによる効果が出るわけです．これは以前ハネムーンフェースとも言いましたが，最初

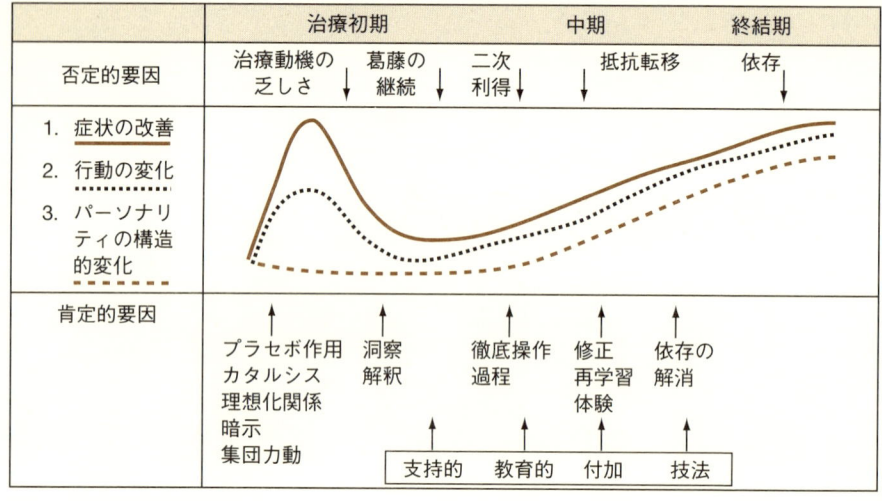

	治療初期	中期	終結期
否定的要因	治療動機の乏しさ ↓　葛藤の継続 ↓	二次利得 ↓　　抵抗転移 ↓	依存 ↓
1. 症状の改善 2. 行動の変化 3. パーソナリティの構造的変化			
肯定的要因	↑　　　　↑ プラセボ作用　洞察 カタルシス　　解釈 理想化関係 暗示 集団力動	↑　　　↑ 徹底操作　修正 過程　　　再学習 　　　　　体験 支持的　教育的　付加	↑ 依存の 解消 技法

図1　精神療法の経過　　　　　　　　　　　　　　　　　　　（Wolberg, 1988）

だけは非常にいいという蜜月状態ですね．

　しかし，治療の動機が十分でない場合は，こういう初期の治療効果も起きてこない．それで，治療するにあたっては，診断面接，診断アセスメントをしっかりして，そういうなかで自分を考える状況をつくっておくことが大切です．

　前に皆さんに，カーンバーグの「構造的面接」の話をしました．「あなた自身，ご自分をどんな人間だと思いますか？」という質問をする方法です．ただ，これはいきなり言ってもだめなんですね．やはり今まで苦労したことをいろいろ聞いてからでないと，有効性がありません．「今までいろいろな先生にかかって治療をしても，再発している．いい先生に出会わないと…」．こういうようなことを言ったり，家族との関係のことを話したりして，治療者に対して信頼感をもち始めた状況をつくったところで，聞くのです．つまり，面接を数回行って診断アセスメントをし，その最後のあたりで「あなた自身，ご自分をどんな方だと思いますか？」と，そういうふうに尋ねるんです．

現在の DSM-IV や ICD-10 による診断は必要ですが，それだけで「あなたは双極性障害です」と診断して薬物療法だけの治療に入ることは不十分です．薬を服用する心理教育はされるでしょうが，気持ちのうえでの本当の安心感とか，治療者との触れ合いといったところには行き着かないからです．

　ですから，よくある治療動機の欠如，アドヒアランスの足りなさは，医療側の責任でもあるのです．操作的診断のみに頼るとすれば精神医学の不備ですね．客観性マターにまとめることしか考えず，本人の主観を大事にしないから，治療動機がつくれない．

　「動機をつくる」には，いかに共感し，理解し合い，相互関係でものを考えるかということが必要になる．だから，話をよく「聞いて」あげる．

　しっかり聞いて，面接を続けていくと，今度は治療中期になったときに，子どものときの体験，成長過程の事柄，現実生活の中での問題などがわかってきて，本人がそこで気づく．その「気づき」を確かめるために「介入」する．そこには「解釈」が含まれます．

　先に「明確化」，「直面化」，「解釈」，ということを言いましたが，葛藤は一度ではおさまらない．病気になったことで「疾病利得」も起きてきている．これは病気になったことで得をしている部分があるということ．そういうことから，治療していると「陰性治療反応」が起きてくる．

　陰性治療反応については，前にもお話ししたことがありますね．フロイトの頃は，彼が治療していたのは主に神経症レベルの患者さんで，神経症は自分で自分を懲罰している姿だということから，懲罰している気持ちを解決せずに治療だけをしようとすると，陰性治療反応が起こって症状が悪化した．

　ところが，心の病気すべてにその図式があてはまるわけではない．自分の中に攻撃性や恨みがあった場合，それらを十分に受け入れる治療者-患者関係ができないうちに恨みをえぐり出されてしまうと，かえって本人が不安になる．それで陰性治療反応が起きたりするんですね．こうし

治療の終結と転帰 ● 189

た葛藤を解決しないと,「反復強迫」が起きてくる. それで「徹底操作」が必要になる. 中期はおおむねそういう状況です. 建設しては壊れる, 建設しては壊れるということが何度も何度も繰り返されるわけです.

治療の終期になすべきこと

次は, 治療をやめるとき, 治療者は何をなすべきか, 治療をやめる判断はいかになされるべきか, ということについてお話ししましょう.

治療成果の評価

1番目に行わなければならないのは,「発病の契機の見直し」です. 心の病気はただ何となくなったということはほとんどありません. そこにはなんらかのきっかけがある. 多くは, 発病前半年ぐらいの間に何か体験しているわけです. 環境が変化したとか, 対人関係上の問題があったとか, あるいは本当にごく個人的な考え方の問題とか, たいてい何か体験している.

ですから, 診断面接のときには, 病気を発するまでの半年ぐらいの間に起こった出来事を詳しく聞く. そして, 病気になった契機をしっかり考えてもらう必要があります. そういうきっかけには, ある種のトラウマ, あるいは解決不能な出来事が関係しているわけです. それが外傷となって心に影響を及ぼし, それは治療の中で何回も出てくる.

治療を終えようと思うときは, そういうトラウマを何回もとらえて, 本人が失ったその事柄を受け止め, そして現実を受け入れるまでになっているかどうかを検討する必要があります. それを「喪の作業」というんですね. 状況の厳しさは変わっていないけれど, それを受け止めて, そして新しい現実を受け入れる作業が, 喪の作業です.「喪の作業」は「悲哀の仕事」とも訳されています.

治療をやめるときは, トラウマになっている病気の契機を見直し, それを受け止める喪の作業ができているかどうかを再検討することが必要

> **コラム　洞察と喪の作業**
>
> 　精神分析療法あるいは力動的精神療法は，「洞察療法」といわれます．つまり，自分について，自分と他者との関係について正しく知ることで，それまでの心的葛藤から解放され，その結果として，症状が消失し，行動が修正され，パーソナリティの成長がみられることを期待する精神療法です．洞察もただ単なる知的レベルのものでなく，これまでの生活史を顧みて，情緒的体験を通じて，「自分を知る」性質のものです．そのような治療過程で洞察をつくりだす心的作業に「喪の作業（mourning work）」と呼ばれるものがあります．フロイトは愛着あるいは依存している対象を喪失した際に起こる心的過程を「喪」あるいは「喪哀」とよび，その状態から徐々に離脱していく心的作業を喪の作業とよびました．そうした作業が成功してはじめて，現実が受け入れられるのです．
>
> 　「転移精神病を起こした主婦 D 子さん」（p98）のケースを考えてみると，治療がある段階に進んだころ，1 歳のときに父親と離婚し実家に戻り後に再婚した母親が，生前に住んでいたという再婚先の土地を幾度も訪ね，母親が歩いたであろう道を歩き，店で買い物をし，ついには「母には母の人生がある」と洞察するに至っています．喪の作業を実行したのです．それが，自身の娘への愛情を深め，また，転移精神病からの解放とそのときの対象になっていた前治療者への感謝になっています．
>
> 　このように，精神分析療法あるいは力動的精神療法で重視する洞察は喪の作業と深い関係にあるのです．

なのです．

　皆さんに覚えておいていただきたいのは，人間が安心したり，成長したりするときには，必ずこの「喪の作業」を行っているということなんですね．

　そうすると，今まで人を恨んだり，人に責任を負わせていた人生から解放されて主体的になる．受身的から主体的に変わって，自分自身の生き方になる．すると，本当の意味で解き放たれた自由な自分になれるんですね．

　これは「投影同一化」からの解放を意味します．今まで人を悪く言っていたのは，自分に対するとらわれがあり，それを投影していたから相

手にそういう態度をとっていたわけです．そういう投影同一化から解放されるのです．

　2番目に行わなければならないのは，「幼児期体験の再構成」です．幼児期体験は，本人は自覚していない．フロイトに言わせれば，無意識の中に抑圧されている．そういうことを思い出すのを「再構成」と言います．

　フロイトはそれを，「イドあるところに自我をあらしめよ」と，言った．つまり，自我が弱体化して今の状況にふさわしくない欲動が起きているのを，元に戻せということですね．

　たとえば，既婚で社会的にも成功しているのに，どうしても乳房の大きい女性に惹かれてしまうという強迫症状をもった男性症例について以前お話ししました（1巻『精神療法入門』[54]参照）．その人はそういう女性といると包まれるような安心感をもつ，そういう欲動に支配されている．普通は自我が成長してくれば，自分には妻子があり，現実生活に根ざした信頼感や愛情を家庭の中で育んでいくものです．そこに安堵を感じ，誇りをもって家庭の機能を発揮させる．妻とも良い関係を築く．それが自我の働きですよね．

　しかし，その人は母親が小さい頃に自殺していて，母親に愛されたい，自分をすべて受け入れてもらいたい気持ちから，次々に胸の大きい女性に惹かれる．

　一人よがりにその人と結婚まで空想して思う．本人の空想の中ではそうなっている．しかし，現実にはある家族で夫であり，父親である．しかし空想は捨てきれない．これはもう完全に「イド」にかき回されている状態なんですね．奥さんや子どもさんがいるということはすべて忘れた，夢の世界．人間の中には夢でいろいろな気持ちを満足させる機能があるので，そういう話はあっても不思議ではない．しかし，そういう夢が自分の心に何かを訴えているというように受け止めると，人間はもっと自由になるんですね．

大きな乳房を求め続けるこの男性の場合は，自分では母親をずっと求めていると思っていたわけですが，実際は自殺した母親に拒絶された恨みというものを心の奥で否認し続けていた結果がそう見せていただけなんですね．そういうところに本人が気づかなければいけない．

　それが「幼児期体験」であり，そういうものが「再構成」されたかどうかが，治療終結の目安となるのです．

　それから，自分の中に安心感，信頼感，同一性（identity），あるいは実存的自己，これはありのままの自己ですね，そういうものをもっているかどうかも目安になる．

　「自他の融合感」も重要です．これは自分と相手との間に隔てなく良い関係がもてるということ．

　それは，「他者の存在に対し尊敬できる自己」と関係します．尊敬し合える家庭をつくるには，洞察が必要であり，思い込んでいた過去の記憶を書き換えなければなりません．最初は母親を恨んでいたのが，最後には「母なりに愛してくれた」あるいは「母はちゃんと道理をわきまえていた」と変化する．そういう記憶の書き換えが治療を通じて起きてくる．その結果，両親と本人の間に良い関係が構築されるのです．

　3番目に行わなければならないのは，「素因的に規定されたものの自己受容」です．人には自分の力では変えようのない生まれながらの素質，あるいは現実があります．そういう生まれながらの現実を，本人がきちんと受け止める．人間は生まれてきたこと自体に誇りをもたなければならないんですね．そして，この自己受容の実現には，治療者が自分を一人の人間として認め，敬意を払ってくれるという気持ちになることが不可欠です．なんら区別されていないという安心感．治療者は，本人の苦労を理解してあげる．時に本人は両親の子として生まれたことを恨んだり，非常に不幸に思っていることがありますが，治療者は，だからといってその人を辱めるような気持ちをもたず，そうした態度をとらない．

　本人が自己確立するような機会を治療者が提供しようとしているとい

うところを，本人がきちんと感じとれれば，本人自身が自分の価値を見出して自己受容することにつながる．そうなってくれば，今まで自分が人の中に隠れて，たまに出て行けば，外される，拒絶されると不安がっていたところから脱出して，自己を肯定して統合に向かっていきます．

　治療の成果の評価には，以上3つのことが挙げられるということです．

　ただ，実際には，いろいろな現実的制約があって最後まで分析しきれない場合もあります．フロイトは亡くなる2年前の1937年に『終わりある分析と終わりなき分析』という論文を書き，「終わりなく分析することが理想であるが，やはり終わりはある」と言っています．現実的には終わらなければいけない．

　「終わりなき分析」ができるのは，自分で考えて自己分析をする能力をもつところまで達した場合です．でも，実際にはなんらかの制約で「終わりある分析」にならざるをえない．

　医学モデルでは，たとえば肝臓が悪いときに，肝炎を治して一応肝臓の機能が元に戻れば，医学的には成功したことになります．しかし，精神分析の場合は，そうした治癒回復モデルを超えている．成長してもらわなければいけないわけですから．多くの患者さんは，治療のはじめは父親や母親に不満や恨みを持っています．しかし治療の終わりには，恨んでいたお母さんに対して，お母さんは何かつらい体験をし，自分なりに努力したんだという肯定的なとらえ方をする．そういうことが成長なのです．

　また，精神分析では理想化した人間像をやはり求めるんですね．「イドあるところに自己をあらしめよ」といった点で，能力をただ元に戻せばいいというのではなく，能力の成長を期待する部分があるわけです．

　精神医学における障害–治療モデルを考えると，幻聴をとるのは医学モデルでできる．妄想もおおむねそうです．でも，そういう幻聴や妄想の大元にある本人の適応の仕方などをもう少しよくしていこうとすれば，医学モデル以上のものがそこになければならないだろうと思うので

す.

終結近くに起こる退行・行動化

　治療が終結へ向かって進んでいくと，これまで何度も言いましたように，時に再び「退行」や「行動化」が起こることがあります．こうしたことがよくわかってない治療者は，精神分析や精神療法など役に立たないと誤解する場合がある．私の先輩医師で精神療法嫌いのある人は，よくこの再退行・行動化を口実にしていました．

　しかし，終結近くに再び退行や行動化を起こすのに治療的に関わることは，ある意味で精神療法の醍醐味でもある．同じことを何度も繰り返す人間に，どうかかわるか．

　これは，治療を終えるにあたっての別離と喪失の不安による「反復強迫」なんです．多くの患者さんは「先生（治療者）は赤の他人なのに一貫して誠実に対応して下さった．自分も揺れたけど努力した」と立ち直るものです．ただ中には反復強迫のときに「躁的防衛（manic defences）」を起こす患者さんもいる．マニック（躁状態）になり，自分のつらさを否認して，喪失の不安や悲哀を防衛するわけです．そして，治療者との間に陰性状態をつくって，治療や治療者を見下していく．なかには治療者に戦いを挑み，治療から離れていく患者さんもいます．しかし，これも一つの終結です．こうした終結の形を見ると，人間が悲しみに向き合う難しさというのを考えさせられますね．

　ただし，躁的防衛を起こす患者さんにしても，やはりどこかで別離や喪失の不安のためにこういうことをしているわけですから，何か自分を受け入れてくれるものの中に魅力を見出して，限られた領域で統合していくこともないわけではありません．

治療終結の準備

　前にも少し触れましたが，終結に向けた準備には次のようなことがあります．

① 合意のうえで，治療の中でなすべきことを明確にする．

双方が合意したうえで今後はどの点を問題にするかということを話し合うということですね．

② 治療中生じたことを見直す．

③ 患者さんの「再構成」を確認し，「発症状況」の自覚をもたせる．

先ほどは発病の契機と言いましたが，これを本人がどう理解しているのかというイメージづけをするわけです．

④ 終結までは急がないこと．

終結を good-bye で迎えるようにします．bad-bye ではなく good-bye．そして，「ありがとうございました」と，ニコニコして別れるまでは決して急がないこと．

精神療法の治療転帰

では，ここで精神分析や分析的治療でどれくらい治ったか（治療転帰），というお話しをしましょう．薬物療法や行動療法のように短期間で観察できるものは，統計的にメタ分析で効果があったかなかったかが評価されます．

しかし，精神分析や精神療法のように，数年，中には10年以上もかかるケースがあるようなものは，メタ分析のように過去のデータ結果から解析する方法は使いづらい．環境が変わることがあるからです．環境のコントロールはできないため，メタ分析のような方法で科学的に検討することができないわけです．そしてまた，周囲との関係，治療とともに環境も変わってくる．そういう分析が難しいために，エビデンスが出しにくい．それが一部では精神分析や力動的精神療法の効果にはエビデンスがないと批判される理由です．

次に，治療転帰の報告をいくつか紹介しましょう．

表2 精神療法の転帰(ペンシルバニア精神療法研究所)(%)(Luborskyら, 1988より)

評価項目と評価者		改善度				
^^	^^	悪化	不変	軽度改善	中等度改善	著明改善
全般的改善	治療者	1	7	27	43	22
^^	観察者	3	14	27	51	5
^^	平均	2	10	27	47	14
目標愁訴	治療者	1	7	21	33	38
^^	患者	4	7	11	29	49
^^	平均	2	7	16	31	44

精神分析および力動精神療法の転帰(ルボルスキーら)

　ペンシルバニア州フィラデルフィアの研究者であるルボルスキー(L. Luborsky, 1988)[41]らが報告した「ペンシルバニア精神療法研究所」の「精神療法の転帰」(**表2**)を見てみましょう．

　「全般的改善」は，改善度が左の「悪化」から右の「著明改善」まで5レベルに分けられています．治療者の報告では著明改善が22％，客観的観察者の報告では5％，これはだいぶ開きがありますが，中等度改善を見ると50～60％ぐらいの評価になっている．軽度改善まで入れるとかなりの率ですね．

　「目標愁訴」，これは症状だけでなく，治したい行動なども含めた目標ですが，これも治療者と患者ともに中等度改善と著明改善を合わせると70％台ですね．つまり，60～70％は全般的な状態でも，症状の点でも，治っているというのがルボルスキーの報告です．なお，これは長期の精神分析ではなく，数か月の短期治療の力動精神療法による報告です．

　ルボルスキーは，Menninger Foundationをはじめとする他の研究発表(自らの研究も含む)の統計値も**表3**にまとめています．これを見ると，「著明改善」の評価が15～35％．「軽度から中等度改善」を含めると80％，90％といった評価になる．ルボルスキーに至っては97％という高い評価をしています．

表3 治療者の評価による精神療法の転帰（5研究）（%）（Luborskyら，1988より）

報告者	改善度			
	悪化	不変	軽度から中等度改善	著明改善
Menninger Foundation (N＝200)	2	9	64	24
Luborsky (N＝39)	2	0	69	28
Garfieldら（1971）(N＝34)	3	6	56	35
Mintzら（1971）(N＝27)	7	26	52	15
Fiskeら（1964）(N＝93)	3	15	59	22
合計（N＝393）	3	10	62	25

(Source：Mintz, 1977, p. 590-602)

　まとめると，精神分析や力動精神療法を受けた患者の3分の2は中等度か，あるいは著明改善，悪化が2〜7%．3分の2は治るというふうに覚えておいてください．

古典的精神分析と力動精神療法の比較（ウィーバーら）

　古典的精神分析というのは，週4〜5回，自由連想法を行うもの．対象は神経症で，自我の強さが認められるものを基本とします．この頃は神経症だけでなく，ボーダーラインやうつ病の患者さんも扱う．薬だけでは治りにくいうつ病患者が増えているからです．うつ病は25%が慢性化するんですね．そういううつ病は，薬だけ対応していると病気が治りにくくなってくる．そういう場合は，患者さんの同意を得て，このような古典的分析をすることがあります．そこに進む一つの目安は，自我の強さがあるということですね．

　力動精神療法というのは，週2回前後，対面法で治療を行うもの．神経症も扱いますが，それ以外のパーソナリティ障害，あるいは精神病性の障害，自我の弱い人などにも対応します．この頃は，発達障害がたい

表4 治療の転帰（コロンビア大学）　　　　　　　　（Weber ら，1985 より）

	障害の改善				患者の満足度			
	著効	軽快	不変	悪化	顕著	満足	不満	増悪
精神分析群	52%	44	0	4	59%	41	0	0
精神療法群	29	50	21	0	62	28	10	0

表5 治療前の精神機能の評価（コロンビア大学）　　（Weber ら，1985 より）

	障害水準				自我強度尺度			
	神経症	ボーダーライン	精神病	その他	1.00～1.99（最良）	1.00～2.49	2.50～2.99	3.00～
精神分析群	97%	3	0	0	52%	41	7	0
精神療法群	64	5	17	14	13	52	32	3

表6 治療期間（コロンビア大学）　　　　　　　　　（Weber ら，1985 より）

	2年以下	2～4年	4年以上
精神分析群	39%	42	19
精神療法群	96	2	2

へん関心を集めていて，子どもに限らず大人になって見つかることもあるようです．

　コロンビア大学精神分析研究所のウィーバー（J. Weber, 1985）[67]らの報告を見てみましょう（**表4～6**）．この研究所は，アメリカの数多くの精神分析家たちがトレーニングを受けることでも有名な研究機関です．

　ウィーバーは，障害の改善を精神分析と精神療法とに分けて報告しています．精神分析は週4回の自由連想法を使った治療，精神療法のほうは週2, 3回各1時間の，カウチを使わない対面法の治療です．

　結果を見ると，やはり精神分析群のほうが成績はずっとよい．ところが，患者さんの満足度で見ると精神分析も精神療法もあまり変わらない

ですね．ただし，精神分析の満足度が顕著・満足合わせて100％，精神療法は90％ですから，やはり時間をかけて患者さんと向き合うほうが満足度は高い．障害も非常によくなる．

　どんな障害があったのかを見ると，精神分析群では97％が神経症段階，つまりパニック障害や全般性不安障害，強迫神経症などですね．精神療法群は神経症が64％で，それに精神病やボーダーラインなどが加わっている．自我強度の尺度を見ると，精神分析群の神経症は一番低いレベルが52％ですから，悪いですね．こういう非常に重症なケースに対して，精神療法でも満足度は高い．障害も良くなっている．つまり，治療者-患者関係が結ばれることで，患者さんの中に安心感が得られるということですね．

　治療期間は，精神分析群では2年以下が39％，2～4年が42％，4年以上が19％で，かなり時間がかかっています．精神療法群は96％が2年以下です．受講者の皆さんのように大学に勤めていて出向したり人事異動があったりすると，1人の患者さんに対して最後まで責任がもてないという事態が起こる．簡易精神療法で治療するなどして1年以下で治療を終わらせようとすれば，症例を選ばなければならなくなる．きちんと治療しようとすれば2年以上かかることになるので，自分の勤務と考え合わせて，担当の患者さんをどうするか考えておかなければいけないということがありますね．

各種精神療法の治療像（西園ら）

　だいぶ昔の話になりますが，私（西園）も1969年に治癒像の研究を行いました[46]（**表7**）．自分が治療した患者さんが，治療後どうなっているのかを調べてみようと思い立って各種精神療法による治癒像研究を行ったわけです．

　サンプルは，精神分析22例，森田療法10例，分析的精神療法13例，簡易精神療法50例です．精神分析は自由連想法によるケース，分析的精神療法と森田療法はカウチを使わないで外来で面接したケース，簡易

表7 各種精神療法の治療像 　　　　　　　　　（西園ら，1969より）

	現在，元気に生活	現在も症状がある	人生観の変化があった	病気の原因	奏効機序	現在不安になった時
精神分析 (22例)	68.2%	72.7	68.1	自己 63.6	自己発見 54.5 治療者 31.8 悩みを話した 31.8	治療者の言葉を思い出す 45.5 家族・友人に相談 40.9 治療者に再会・文通を求める 36.4
森田療法 (10)	88.9	55.6	55.6	性格 66.6	病気を知った 66.7 治療者 33.3 自己発見 33.3	自分で処理 66.7 治療者の言葉を思い出す 55.6
分析的精神療法 (13)	53.8	53.8	46.2	自己 61.9 性格 53.8 まわり 30.7	悩みを話した 38.4 病気を知った 38.4	家族・友人に相談 53.8
簡易精神療法 (50)	84.0	56.0	40.0	性格 50.0 自己 40.0	一定の傾向なし 悩みを話した 6.0	治療者の言葉を思い出す 50.0 家族・友人に相談 46.0

精神療法は普通の外来の患者さんです．

　なぜ森田療法をサンプルに加えたかというと，当時，九州大学の精神科では，後に学長になられた池田数好先生が，ここを精神療法治療のメッカにしようと，いろいろな精神療法を行うよう医師たちに勧めていたんですね．森田療法もそのうちの一つで，池田先生ご自身は森田療法の専門家でもあった．ところが，森田療法の患者さんが入院していても，池田先生は地位のある方だから忙しくてなかなか治療できない．そこで，池田先生がいないときだけ，私が代わりに患者さんの面倒を見ていたのです．

　調査はどう行ったかというと，治療が終わって2年ぐらい経った頃に「どうされていますか」という手紙を出した．そして，手紙を出した後に，

お出でになれるならお会いしたいと連絡したんです．精神療法を行った患者さんは本当に信頼感をもってくれていて，久しぶりに先生のお顔が見られる，と言って，遠くから訪ねてくださるんですね．

その結果，「現在元気に生活している」は，精神分析では約70％，森田療法では約90％，分析的精神療法では約50％，簡易精神療法では約80％．「現在も症状がある」については，ほんのわずかでも症状があるものも含まれてはいますが，これもかなりの率である．つまり，ほとんどの人が，症状はあるが元気にしているわけです．

これによって，症状と適応度には少し開きがある，ということがわかりました．興味深いのが，「人生観の変化があった」という項目で，治療にかけた時間に比例して肯定的になっています．精神分析の場合は，約70％で人生観に変化があったと言っている．森田療法でも60％ぐらい．あまり時間をかけない治療ではそういうことが少ない．

「病気の原因」という設問では，「自分が原因だ」という回答が多かったのが精神分析．森田療法の場合は「性格」ですね．

「奏効機序」，つまり，治ったのは何の効果だと思うかという項では，精神分析の答えは自己発見が半数以上．自分を見つけたことで治ったというわけです．森田療法の場合は，病気の性質を知ったこと．

「現在不安になったとき」どうしますかと聞くと，精神分析群では治療中の治療者の言葉を思い出す，家族に相談する，先生に再会・文通を求めるなど．こういう転移がまだ残っているんですね．ところが，森田療法の場合は「あるがままに任せる」，「やれるだけのことをやる」という治療ですから，自分で処理する．あるいは，治療者の言葉を思い出すというもので，ずいぶんニュアンス，治癒像が違います．分析的精神療法の場合は，人から話を聞いてもらうことを学習しているせいか，家族や友だちに相談する人が多い．簡易精神療法も，家族や友人に相談するとか，治療者の言葉を思い出すことで不安を乗り切る．

こういう結果から，治療のやり方の中身がそれなりに治療像に影響しているということがいえると思います．自覚症状はあるが，元気にして

いる人が多いという点では，精神療法の種類を超えて，現実肯定的な治癒像をもっている．現在の不安への対処の仕方では，精神療法の中で体験した事柄がとり上げられていて，独自性があるといえる．

　精神療法の終わりには，症状がとれるだけでなく，行動が変化し，本人の，自分についての，あるいは自分と家族，あるいは自分の過去の生活についての考え方が変わっていく，ということがわかります．そして，現実肯定的になっていき，周りとの関係が良いものになっていく．治療によって良くなるのは症状だけではない，ということを力動的精神療法の話の締めくくりにしたいと思います．

Q&A

[Q] 病棟に1か月くらい入院している神経症の患者さんがいるのですが，だいぶご自分の話もできるようになってきて，治療関係もうまくいっていると思っていたんです．ところが，この間，その患者さんが看護師さんに「主治医の先生と話をするのはとても疲れる」とおっしゃったのを伝え聞いて，これはどういうことなのか先生に伺いたいと思ったのですが．

[西園] それは，「看護師さんに疲れるとおっしゃったそうですが，私にその話を説明していただけますか？」と，尋ねてみたらどうですか．疲れるのはその患者さんの特性かもしれないけれど，前に話した「偽りの自己」かもしれない．人は「よい子」を演じようとする場合があるわけです．その人が子どものときから，お母さんにほめてもらいたい，よい子でありたいと思っていたとしたら，それが治療者に転移されてきた可能性がある．治療者のご機嫌に逆らわないように，あなたに受け入れられるように，ほめられるようにと思って，いつも先生本位に自分を律しようとしていると疲れてしまう．そういうことがあるのかもしれませんね．

　そうであれば，疲れるというのは患者さん本人にとっても治療者にとっても，たいへん大事なことなんですね．「今までもそうだったんですか？」という介入をしたらどうですか？　その看護師さんに言えたということは，その

患者さんは自分の面倒をみてくれる人には自分の本音が言えるということかもしれません.

あなたの前では少し繕っているところがあるのでしょう. そこでそれを繕っていると注意するだけでは精神療法にならない. まあ精神療法を知らない人だったら,「正直に言いなさい」とか,「ここでは何でも言っていいのよ」とか言うかもしれません. しかし, 何でも言えないから困っているわけです. それを「何でも言ってもいいのよ」と言うだけでは解決になりません.「何か疲れるといったようなことを聞きましたけど…」. そういうふうに1つ想定しながら, やってみてください.「それはあなたの課題なんですね」と, とり上げてみたらどうでしょう.

[Q] 以前の講義で,「自我の安定している人は"自分"が2人いる」というお話がありましたが, そのことについてもう少し説明していただけますか？
[西園] もう1人の自分というのは,「自分を支える自分」があるという話ですね. 自我が安定している人には, 自分が何か行動したり, 判断したりしようとするときに, 自分の判断に対して「自分を支えている自分」がある.「それでいいんだよ」という自分ですね. その自分は「まあいいじゃない」と, 自分に話しかけてくれるのです.
[Q] 自己を肯定する.
[西園] そう. でも, 肯定するだけではなく, 注意したりもする. ウィニコットの説ですが, 自分を支えるもう1人の自分というのは, 小さいときから自分を支えてくれた母親を, 自分の中にとり入れたもの. そういう自分がないと, 不安で人にしがみついてしまう. あるいは, 人を悪く思って恨みを向ける. そうして自分の中の緊張を軽くしようとするわけです. 自分で自分を支えることができれば, つらいことがあっても,「まあいいか, ほどほどにやったらいいよ」「明日またやってみよう」「もうちょっと待ってみよう」などと思える. 自我が安定していると, 一人ぼっちにならないですむんですね.
[Q] これまで説明されたケースを通じて, 自分の心の中に安定した母親像が植えつけられているのが大事なのか, あるいは自分の心の中に確固として安定した父親像が生きていることが大事なのかと考えたんですが, 母親像と

父親像に違いはあるのでしょうか？

[西園] 母親像と父親像はそうきっちり区別できるものではなく，ときに父親が母親になったり，母親が父親になったりすることはありますね．そうでないとお父さんが亡くなったら，その人は父親とまったく出会わないといったことが起こるわけですから．お母さんが父親の役をすることだってできるわけです．本人が父親に求める部分にお母さんが非常に自由に応じるような関係をつくることは可能だと思いますよ．

　ただ，一般的には母親との関係の中には安心感や信頼感があります．赤ちゃんが泣いているとき，母親がそばに行ったら泣きやんで，父親が近づいていったらさらに火がついたように泣いたりすることがあるでしょう．父親と母親の間には違いがある．

　母親に対しては，自分を受け入れてくれるもの，絶対的に自分を受け止めてくれるものという期待をもっている．それは赤ちゃんのときからです．そういう関係があれば，信頼感が生まれる．ですから，母親との関係で生じる最初の精神的なメリットは安心感であり，信頼感です．

　父親との間にも安心感や信頼感はありますが，父親にそういう感情が波及するのは，母親との間に安心感や信頼感があるからなんですね．次に父親に対して起きてくる感情は，挑戦とかチャレンジです．父親に「たかい，たかい」をされるとキャッキャと笑ったりするでしょう．そういう挑戦，喜び，勇気．父親と一緒になって父親の勇気を体験するわけです．そういうものが父親像．しかし，そのうち，父親は禁止したりする存在になる．すると父親がもっている力に恐怖心を起こして，そういうものがエディプス関係につながっていく．そこで自分を否定された気持ちになるため，父親との間で競争する気持ちが起きてくる．イメージとしては，そういうふうに父親と母親で違っています．

　ここでたとえば，親が子どもを連れてきて「ピョンと跳んでごらん」と言ったとします．母親は，子どもと手をつないで，子どもが跳べるくらいの高さを，子どもから手を離さずに一緒に跳ぶ．つまり，母親はいつも子どものそばにいるということですね．他方，父親は，最初は手をつないで跳ぶかもしれないけれど，何回かやっているうちに，子どもをそばに置いて，自分で跳べる

だけ跳ぶ．そのとき子どもは，分離不安を起こすのではなく，「パパがんばれ」という気持ちになる．自分が跳んでいるような気になるんですね．そういうところに父親の役割と母親の役割の違いがあるということです．

[Q] 終結に際して，患者さんがもっと語りたいと言っても，現実的には終結にもっていったほうがいいでしょうか？

[西園] もう1回問題にしてみるのがいいと思います．別れ際は悲しいものです．「会うは別れの初め」という諺があるでしょう．そういうふうに，人間は別れることに対しては非常に不安をもっている．治療で一生懸命やっていればやっているほど，別れるときは悲しいわけです．別れるとき退行が起きたら，もう一度その問題をとり上げてみればいい．そうしないと，患者さんの不安が残ったままになることがあります．

　もちろん状況によって，「この治療が終わったら結婚することになっています」とか，「他の土地に行かなければなりません」とか，「学校に行かなければならない」ということもあって，いつまでも続けられないこともあるでしょう．そういう場合は，現実的判断をするしかない．そして，そういう現実の問題にとり組む患者さんに対して，保証してあげる．

　保証といっても「だいじょうぶ」というのではなく「自分でやってみて下さい，また困ったときには一緒に相談しましょうか」というふうに，保証してあげる．言葉で保証するのではなく，関係性を保証するのです．患者さんがもっているのは離れることに対する不安です．だから，離れてもいつでも同じ関係がもてることを保証する．「だいじょうぶですよ」と言うだけでは空手形ですよね．

　自転車を手で押していって，石か何かに引っかかったらそれ以上進まないことがあるでしょう．しかし，いったん下がれば行ける．ですから，患者さんによっては，別れを不安がってトラブルを起こすこともあるけれど，ちょっと下がって退行して，それを受け入れてもらうとまたスーッと先に進めることもある．あるいは，保証してあげると進めることもあるということですね．

まとめ

　これまで力動的精神療法の経過についてお話ししてきましたが，その流れを一度まとめておきたいと思います．

精神療法における治療過程の概要

　精神分析療法は4, 5年以上，力動的精神療法は3～4年かかる場合が多いといわれていますが，それはこの療法が症状レベルの治療にとどまらず，患者さんのパーソナリティにある種の変化を与え行動に成長をもたらすまで行われる治療だからです．そういう治療の中では，治療者-患者関係にいろいろなことが起き，それを経て患者さんが治っていくまでに数年かかるわけです．

　精神療法の経過は人格発達モデルを基本としていますが，子どものときからの人格発達モデルの仮説の中で，最初に問題になってくるのが母親との関係です．治療の初期には，治療者によく聞いてもらうことで「転移性治癒」による改善が起きますが，やがて母親との葛藤が治療者に転移してきます．

　母親との問題が解決してくると，今度は父親との関係が起きてくる．性的な葛藤といった人格発達の過程を，精神療法の過程の中でなぞりながら治療が進んでいく．そして，そこには退行が現れ，同じことが繰り返される．そうした反復強迫に対して徹底操作（ワークスルー）を行うために，治療にたいへん時間がかかるのです．

また，治療を行う際には，治療動機をつかんでおく必要がある．治療者-患者関係の特徴や患者さんのもつ中心的な問題点（中核葛藤テーマ）の理解も重要です．また，「中核葛藤」，フロイトの言葉を借りれば「固着点」を知るには，患者さんの生活史を明らかにする必要があります．加えて，現在の生活，特に家庭環境を知ることも大切です．

　つまり，精神療法は，「治療動機」「治療者-患者関係」「（生活史から見えてくる）中核葛藤・固着点力動」「（家族関係を中心とした）現実生活」の4つに規定されるという仮説のうえに成り立っているのです．

　次に，この4つの規定要因を個々に整理してみましょう．

治療動機・治療の目標

　「治療動機」とは，何を治したいのかということ．それを明らかにすると同時に，「治療の目標」が何なのかということも決めなければなりません．もちろん，治療の目標は変わっていくものですし，治療動機も変化しながら深まっていきますが，治療を始めるにあたっては，動機や目標をはっきりさせておくことが非常に重要です．

　そのためには診断アセスメントをきちんと行うことが必要です．わが国の場合は，初診ですぐに治療に入ってしまう傾向がありますが，本来は数回の診断アセスメントを行い，「私はあなたのことをできるだけ知りたいと思っています．そして，いろいろ知ったうえで治療の選択をしましょう」と十分患者さんと話し合って始めるのが基本です．

治療構造と治療の約束

　そのようにして治療の方法を提案すると，治療者と患者さんが相談しながら治療構造をつくることができます．1週間に1回とか，1週間に4回とか，1回の時間を45分にするとか，15分にするとか．また診察の予約の方法も治療構造の一環です．病院外来やクリニックが完全予約制度になっていない場合でも，外来で診療を受ける時間帯を患者さんに指定して来てもらうようにします．その患者さんが「その時間に行けば

先生がちゃんと自分を迎えてくれる」と思うことが大切なんですね．いわば，場の提供です．精神療法にとって大切なのは，「スペース」の確保です．患者さんはそこに自分の居場所を見出す．そこはアイデンティティの拠り所にもなる．多くの精神科の患者さんは自分の居場所をずっと見つけられずにいるわけです．物理的な居場所と同時に心の居場所も．自分が自由に振る舞える居場所をつくってあげれば，患者さんは自分の内界をそこで整えられる．そのために治療構造がある．一度決めた治療構造は特別の事情の場合以外は変えたりせず，治療の約束をしっかり守ることが大切です．

　では，治療構造の中で，患者さんは何をし，治療者は何をするのか．この2人は治療のために出会った，本来は赤の他人です．そんな関係の中で，ときに患者さんは治療者に対して「性愛性転移」を起こし，本当に好きになってしまうことがある．あるいは逆に，治療者に対して恨みをもつこともある．

　しかし，"赤の他人"の治療者は，患者さんの不安を理解して，その人が求める治療目標に向かって誠心誠意努める．それが治療者としてなすべきことです．患者さんは誰にも言わなかったようなことや，自分でも気がついていなかったようなことを治療者との間で気づいていく．赤の他人の間柄でありながら，その関係の中で本当の真実を見つめる作業を行うわけです．

　ところが，そういう作業には，今言った性愛性転移や治療者との個人的な交渉がじゃまになる．そういうことで，フロイトは禁欲規則をつくったんですね．それはかなり厳しい禁欲規則で，治療者と患者さんとの個人的接触を避けるだけでなく，離婚，結婚，離職といった患者さんの人生上の重大な変更は治療が終了するまで禁止した．フロイトのように治療が3か月ないし数か月で終わるのならそれなりに理解できますが，今日のように数年かかる場合もあるとなると，人生上の決定を禁止しては日常生活が成り立たない．今はそういう患者さんの思いをできるだけ受

け入れようという時代なので，離職や離婚などにあまり干渉しません．むしろ，そういう物事の意味を治療の中にとり入れることもある．これが今日的特徴です．

治療者-患者関係

治療者-患者関係においては，「転移」と「逆転移」というものを非常に大事にします．フロイトは＜ドラの症例＞を通じて転移を発見し，そして失敗した．その後，＜ネズミ男の症例＞で転移の扱い方を工夫する．それとともに，フロイトは治療者のほうも患者さんに対して神経症的な反応をすることに気がつきます．そして，この反応を「逆転移」と呼び，コントロールの必要性を説きました．逆転移についての今日的理解では，逆転移を治療者にとって避けることのできない感情反応であるとし，むしろその感情反応を，患者さんを知る手掛かりにするといった解釈に変わってきているのです．

治療者と患者さんはまったくの他人同士で，治療者は治療をするために患者さんとかかわっているわけですが，患者さんと治療者との間にはそれだけではすまないもう少し深い感情反応が起きてきます．治療者と患者さんがかかわるということは，良い関係をもつと同時に拘束し合うことでもあるため，治療の中で患者さんの問題の本質に横たわる感情状態が治療者に投げ込まれることがあるんですね．こういうことが起こると，過去の「あそこで，あのとき（there & then）」の事柄と，治療者との間で起こっている現在の「ここで，今（here & now）」の事柄が相互に関係してくる．治療者との間で良い関係ができてくると，過去において父親や母親に対してもっていた感情が癒されるのです．極端な例では，自分の出生に不安や憎しみをもっていた場合，治療者が自分を受け入れてくれたと思うことで，父母に対する憎しみが薄らいでくる．今日の関係が過去をたぐり寄せて記憶を書き換えるわけです．精神療法におけるこうした現象は，人間復活の醍醐味を感じさせてくれます．

ここに，治療者が治療の中で行うこと（役割）を簡単に整理しましょう．
① 共感しながら「聴き入る」．
② 「直面化」する．
③ 「明確化」する．
④ 「解釈」する．
⑤ それでも解決せずに繰り返される退行に対して「徹底操作」を行う．

治療者はこうした治療行為を行うために，スペースをつくり，治療構造によって患者さんを守らなければなりません．

「治療者の役割」や「治療者と患者さんの関係」に関しては，精神分析家の中にもいろいろな立場があります．その流れを簡単に説明しましょう．

精神分析を始めたフロイトは非常に知性優位で理性的でしたが，それではなかなか治らない患者さんもいました．

それに対して，シャンドール・フェレンツィ（S. Ferenczi）[52]は，治療者と患者さんとの関係を非常に大事にしました．フロイトは抑圧されている欲動，性の欲動，あるいは攻撃欲動を認知し，洞察して明らかにしようとした．しかし，それではうまくいかないこともあったため，フェレンツィがいろいろ工夫し，たどり着いたのが，治療者-患者関係を大事にして患者さんを受け入れようという立場です．

イギリスのエドワード・グローバー（E. Glover）は，フロイトとフェレンツィの折衷路線で中間的な治療を行った人です．

同じくイギリスのジェームス・ストラチィー（J. Strachey）はフロイトのドイツ語の論文をすべて英語に訳した功績のある人ですが，彼が治療の中で非常に注目したのは，フロイトの言う超自我が自分を禁止する心の働きが治療者に転移するプロセス．つまり，患者さんは善悪の判断を治療者に預けてしまうというわけです．患者さんは，治療者が許してくれるかどうかを重要視し，許されたと思ったときに非常に自由に発言したり行動したりするようになる．そういう精神分析の過程が大切であ

ると，ストラチィーは言っているのです．ストラチィーのこの論文は1934年に書かれ，精神分析を勉強する人の必読の書になっています．

アメリカのマクセル・ギッテルソン（M. Gitelson）[28]は，「精神療法過程の中では母子関係に似た現象が起こる」と言っています．そして，そうした依存関係を治療者がどう支えてあげられるかということが大事だと言う．こうした流れのなかで，精神分析の考え方は，フロイトから次第に対象関係論へと動き始めます．

そして，クライン派という攻撃性を強調する対象関係論を標榜する学派と，依存性を重要と考えるウィニコットやバリントなどの独立派といわれる対象関係論学派がイギリスに誕生する．さらに，アメリカではフロイトとクラインを折衷するカーンバーグの考えが出てきます．

こうした変化が起きてきた原因のひとつは，フロイトの時代は神経症がテーマだったのに対し，時代が下ると神経症以外のパーソナリティ障害やうつ病などが増えてきたからなんですね．すると，フロイトの治療法だけではうまくいかなくなる．精神分析を勉強するうえでフロイトの理論は必読ですが，治療していくうえでは工夫，発展，修正が必要になってきた．そして，ボーダーライン研究の創始者であるカーンバーグは，フロイト派と対象関係論のクライン派を折衷する立場をとりました．

その影響はアメリカにも及び，コフートの自己心理学が生まれる．アメリカでは，自己心理学からさらに間主観的立場が起きてきます．

しかし，フロイトを含め，いずれの立場にしても，転移と逆転移が治療の舞台であることに変わりはありません．子どものときのまだ解決していない体験が，治療者の中に現れてくる．それによって治療者も揺さぶられる．そういう関係を大事にして人間性を理解していこうというのが精神分析の考え方であり，認知行動療法と一線を画すところです．

一方，認知行動療法では，患者さんの行動の特徴を集約して本人に告げ，行動の修正をするためにフィードバックを行って患者さんをほめたりその行動を禁止したりする．扱うのは現在の問題だけですから，そういう意味では科学的で，治療期間も短いためにエビデンスも出しやすい

といえます．

（生活史から見えてくる）中核葛藤テーマ・固着点力動

　治療を進めていくうえで治療者が認識すべきものは，ルボルスキー[40]（L. Luborsky）が提唱した「中核葛藤テーマ」です．これは治療者−患者関係の中に転移されてくると言いましたが，転移される中身を知る必要があります．中核葛藤テーマや固着点力動は，生活史から理解できると考えられる．ここに示した図の3つの輪は，「現在の問題」，「治療者−患者関係」，「生活史上の問題」を表しています．そして，重なっている共通部分が「中核葛藤テーマ」です．

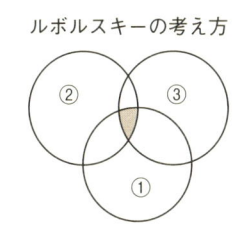

ルボルスキーの考え方

①現在の対人関係の特徴あるいは問題
②子ども時代の特徴あるいは問題
③治療者への態度の特徴あるいは問題

　これをどう理解し，患者さんが自分の問題としてどう受け止めるか，それが治療につながるわけです．そのためには発症状況を理解する必要があります．そこで，診断アセスメントに時間をかけて，発病状況や発症の契機を明らかにしていくのです．

　中核葛藤テーマは，繰り返される退行から見えてきます．また，「現実生活（家族関係）」や「精神療法と家族」についても考える必要があります．

　中核葛藤テーマと固着点力動は，ルボルスキーは同じものというふうには表現していませんが，ほぼ同義と考えていいでしょう．どちらも生活史上の主要な葛藤がそこにあり，主要な葛藤は固着点ともかかわって

いるからです．

●（精神分析的）精神療法過程における望ましくない反応

陰性治療反応

　　精神療法の治療過程はいつも順調にいくわけではなく，少なからず「陰性治療反応」が生じるものです．これは自覚しておかなければいけない．
　　以前，プラセボ（placebo）反応にも有害反応があるということをお話ししましたが，薬理のない単なるデンプンでつくった錠剤をのんでも十数％かの人は症状が悪化するんですね．これは薬物療法を行っていても治らないばかりか，かえって悪くなるようなケースにもあてはまります．

　　治療をしているのに症状が悪化する現象に，フロイトは非常に早い時期から注目していました．ヒステリー患者で，足が立たない，歩けない，ものが言えない，耳が聞こえない，目が見えないといった転換症状がある場合，治療をしているうちにいったんはよくなるものの，症状が悪化してまた同じような状況になることがある．その現象を，陰性治療反応と言います．それが生じてくる機制についてフロイト，ホーナイ，クライン，そしてレビエールのそれぞれの説を前に説明しました．

　　陰性治療反応はまだ本当の自分を見つめることができていない，あるいは自分というものを治療者の前に完全にさらしていない状態のときに，いろいろ話を聞いてもらうことで状態が良くなってくる．そのままいけば「真実」を見ることになる．しかし，それを受け止める準備ができていない．ここで治療者が少し焦って，それを拙速にのぞき込もうとしてしまうと，特にそれが攻撃衝動である場合に，陰性治療反応が起こるというわけですね．
　　ですから，治療症状が悪くなったときは，もう一度引き下がって，患

者さんに何か不安を与えたのではないかと考える必要があります．考えてみれば，精神科医にはもともと「のぞき見傾向」がある．サブリメーション（昇華）という言葉がありますが，これは無意識の欲求が社会に通用するような形になることです．わかりやすい例は，子どものときに病気やけがで看護師から大事にされた体験があると，大きくなったら人のケアをしようという欲動をもつ．精神科医にも人の心をのぞき込みたいという「のぞき見欲の昇華」があるんですね．のぞき見欲というと語弊があるなら好奇心と言い換えてもいいのですが，精神科医には本来，そういう欲動を満足させる部分があるわけです．精神科医は，それを社会に通用する有用な形，社会が望むような形に自分をつくりあげていかなければならないのです．

そこで，こういうような陰性治療反応を起こさないためには，「押しつけない治療者」にならなければいけない，とバリント[3]は言いました．精神療法の過程で陰性治療反応が起こると，治療者はしばしば，説得しようとしたり，「あなたはこうでしょう」と決めつけたり，「あなたはお父さんに対しての憎しみがあるんですよ」と断定的な解釈をしてしまったりする．そうすると，患者さんに不安が起きて，破壊的な傾向が強くなってくるのです．押しつけないということは，患者さんの話を受け止める「スペース」を用意できるかどうかということとつながっています．

医原性症候群

さらに問題になるのは，治療過程の中で治療によって今までなかったような問題点が出てくることです．ラングス（R. Langs）[39]は次のような症状を挙げました．

① 「抑うつ状態」と「自殺」

これは精神科医が常に気をつけておかなければならないことですが，精神療法を行っているうちに患者さんが抑うつ状態になることがある．そうなると自殺する危険性もあります．

患者さんばかりではなく，精神科医の自殺もあります．医原性の症状は患者さんばかりではなく精神科医にも起こるわけです．私の長い精神科医生活の中で，非常に優秀だった何人かの方が自殺で亡くなっている．精神科医は，患者さんの攻撃や抑うつ，あるいは人間の矛盾，解決しようのない状況，そういうものにかかわることになる．だから，精神療法を行うかどうかに限らず，精神科医にはメンタルヘルスが非常に大切なんです．

②「自虐傾向」

③「妄想反応」

精神療法過程において転移性の精神病を起こすことがあるのですが，そういう精神病性の転移が起こるなかで妄想反応が出ることがあります．

④「強迫傾向」

⑤「エロチックな性愛性転移」と「行動化」

治療の中で，治療者に対する性愛性転移がしばしばみられる．そして，それに伴った行動化が起きてきます．

⑥「治療からの逸脱」

飲酒や薬に溺れたり，あるいは暴力や破壊的な行動をしたりする．治療を中断することもあります．

⑦「逆転移治癒」

前に転移性治癒の話をしましたが，これはそれとは逆に治療者が逆転移を起こすことで症状が一時的に軽くなる現象です．逆転移によって例えば，約束の面接時刻を治療者が間違えたりしたとき，患者さんによっては治療者に対してある種の共感を起こし，それによって一時的に症状が軽くなることがあります．しかし，それは長く続くものではありません．また，治療者の逆転移による介入に対する怒りから，「もう治った」と強弁して治療を中断するおそれもあります．

精神病症状の顕在化

　　ボーダーラインのケースなどでは，精神療法を行っていくなかで一過性の精神病が起こることがあります．自我境界に脆弱性があるような場合に，一過性の精神病が起こるわけです．これを「マイクロサイコシス（micropsychosis）」と呼びます．

行動化

　　治療の中ではさまざまな「行動化」が起きます．治療からの逸脱といった行動化も起きてくる．対人関係の行動化には，「この頃，日常生活の中で対人関係に何か支障はありませんか？」と質問する．防衛的な患者さんに対しては，「投影法」を使って聞くこともあります．「あなたの病気に対して，ご家族はどういうお気持ちでしょうね」．こういうふうに家族がどう言っているかを聞きながら，実は家族に対する本人の気持ちを聞き出していくわけです

転移性恋愛

　　治療の中で，患者さんが治療者に恋愛感情を抱くことがあるということです．

持ち越された転移

　　なかなか解消せず，治療を続けなければならない転移が何度も出現することがあります．

緊急事態

　　精神療法を行うときには，緊急事態があるということを考えておかなければなりません．想定される緊急事態は次の6つです．
　　① パニック発作
　　② 抑うつ

コラム　自殺予防のための面接技法

　以前に少し触れたことがありますが,ここで再び,患者さんの自殺を予防するための面接についてお話ししましょう.面接で症状を聞くとき,症状の型を見分けます.それには答えやすいことから聞く.そこからさらにコミュニケーションを深め,次第に本人が言いにくいことを聞いていく.つまり,順序があるんですね.

　最初は,「よく眠れますか？」と,「睡眠」について聞くのが一般的です.睡眠障害には,寝つきが悪い,夜中に目が覚める,朝方目が覚める,などといった型がありますが,こうした型でだいたいの臨床診断がつくわけです.寝つきが悪いなら,神経症が疑われる.寝つきはいいが熟眠できない場合は,うつ病かもしれない.睡眠時間が昼夜逆転しているケースは統合失調症の疑いが,睡眠時間が短くなっている場合は躁状態が起きていると考えられる.睡眠のことを聞いていやがる患者さんはあまりいません.

　次に聞くのが「食欲」.「朝昼晩と食欲はありますか？」,「3度の食事は,きちんとした時間に食べていらっしゃいますか？」,「おいしくめしあがれますか？」,「ほかの人と一緒に食事ができますか？」等々.この頃は「会食障害」の人がいるんですね.昔は男性トイレで並んで用を足すのをいやがる青年がたくさんいましたが,この頃はほかの人と一緒に食事ができない会食障害が増えている.ある種の対人恐怖ですね.

　そして,次に「不安」について質問します.「何か不安になっていることや,気になることはありませんか？」,「ドキドキすることはありませんか？」と,聞いていく.患者さんが「不安だ」と答えたら,先を急がず相手の話を聞いていきます.

　さらに,うつ状態について,「気分が落ち込んだり,意欲が低下したりすることはありませんか？」と質問する.ここまでは,1問1答式の「クローズドスタイル・クエスチョン」で聞いていきます.イエスかノーかで答える質問ですね.

　しかし,ここからは「オープンスタイル・クエスチョン」で聞きます.この後は,なるべく本人がしゃべりやすいと思う本人のスタイルで話してもらうことが肝心です.

　うつ状態を問う質問に「はい」と答えたら,内容をもう少し確かめる.「どんなお気持ちですか？」と聞き,「やる気がない」とか,「絶望的な気持ちになって,つらい」と答えた

③ 自傷・多量服薬／自殺

④ 興奮・精神病症状

⑤ 妄想

⑥ 暴力

「パニック発作」や「抑うつ」は,緊急事態としては比較的よく起こ

ら,こちらから自殺について一歩踏み込んで聞いていく.ただし,「死にたくありませんか?」という直接的な聞き方はせず,「そんなに毎日がつらいなら,もう人生を諦めたいと思うこともあるのではありませんか?」,あるいは「人生に疲れたというような気持ちがすることはありませんか?」と,聞いていきます.
　自殺という言葉を出さなくても,患者さんのほうは治療者が自殺のことを聞いていることがすぐにわかるようです.すると,「よく死ぬことを考えます」とか,「自殺のことを考えます」と答える.そのような答が返ってきたら,「そんなにつらいのに,よく我慢しているのですね」と患者さんをねぎらう.ただし,ねぎらってはいるのですが,言葉の裏では「なぜ死なないのですか?」という気持ちで聞いているわけです.決して「なぜ自殺しないのですか?」などという直接的な言葉は使いません.「我慢していらっしゃいますね」と言うと,「子どもがいるから」とか,「もう一度やってみたいから」とか,「自殺する勇気がないから」というような返事が返ってくる.
　うつ状態を告白した患者さんに対しては,「人生に疲れたという思いはありますか?」と「よく我慢していらっしゃいますね」という2段階の質問をするということを覚えておいてください.
　自殺というのは,人と決別することです.この頃はイジメで子どもたちが自殺するとき,「自殺するよ」と自らインフォメーションを出すことがありますが,あれは特殊なケースですね.普通は,遺書などは書いたりしますが,自殺自体はひそかに行われます.
　しかし,自殺のことを精神科医が面接の中でとり上げて話題にすると,これはもうひそかな話ではなくなる.精神科医が介入したことで,抑止効果が生まれるわけです.
　しかし,こうした問いかけに対し,返事をしない人がいるんですね.返事をしないということは,介入に応じないということです.そのようなケースが非常に危険なのです.返事をしないケースがあったら,医学的な管理の下で入院させたり,薬物治療を行ったりするなど,しかるべき方法で自殺を予防しなければいけません.

　ります.「自傷・多量服薬/自殺」は,特にボーダーラインを治療している医師なら常に脅かされています.ですから,ボーダーラインの治療をするときは1人で完結すると考えず,緊急事態に対応できるバックグラウンドをもって治療していく必要があります.「興奮」は滅多に起こりませんが,なかにはさらにマイクロサイコシス(精神病症状)を起こ

すこともある．「妄想」を起こして，それが「暴力」に発展することもありますね．

こうした緊急事態は，広い意味では精神療法の副作用です．やはり，こうしたことが起こる背景には患者さんの特徴というものがあり，治療者がそれに備えていないと起きやすくなります．

緊急事態の対応は，次のように行います．
① 緊急時の連絡先の明示
② 精神科救急施設の活用
③ 危機が去った後の医療機関と患者さんへの対応

まず治療者が行うべきことは，緊急事態に備えて，患者さん側に緊急時の連絡先をきちんと明示しておくことです．

緊急事態が起こったときは，精神科救急施設を活用する場合もあります．ただし，安易に精神科救急施設を利用することに対しては批判があります．自分が担当している患者さんに緊急事態が起こったら，まずは自分がきちんと責任をもつ姿勢が大切ですね．しかし，それだけではカバーしきれないことはあるわけですから，そういうときは精神科救急施設を活用する．人命を考えれば，当然の行為です．

そして，精神療法家として大事なのは，危機が去った後の対応です．危機が去ったら，まず医療機関に連絡をとり，患者さんの状態に関する情報交換を行います．

そして，もう一つ非常に大事なことは，患者さんと面接を行うこと．面接をして，緊急事態について話し合うのです．何が起きたのか，どういう状況で起きたのかということを，患者さんから聞く．こうした作業は，再発を防ぐためには不可欠です．ここで自分に起きたことを患者さんが振り返って考え，緊急事態が治療者に対する不満や家族に対する攻撃と関係しているのではないかと話すこと自体が，実は精神療法になるわけです．

緊急事態が起こることはありうることです．しかし，それが2度3度

と起こらないためには，危機が去った後によく話し合うことが必要なのです．

良い精神療法家とは

まとめも最後にさしかかってきましたが，ここで私の考える「良い治療者」について項目別にお話ししたいと思います．

精神的安定

治療者は，やはり精神的に安定していなければならない．もちろん，これまでに神経症などにかかった経験があったら精神療法家にはなれないのかといったら，決してそんなことはありませんが，ただ今現在は精神的に安定していることが非常に重要です．

精神療法家としての動機

精神療法家になった動機も非常に大事だと思います．動機には人間性がかかわってきます．その基盤には，思いやりの心や共感がなければならない．知的好奇心も旺盛なほうがいい．そういう人のほうが人間というものを幅広く見ることができるからです．そういう気持ちがあってこそ，本を読んで人間が何かということがわかるんですね．ほかには，誠実さとデリカシーですね．患者さんに本当のことを話してもらう限りは，治療者も誠実でなければなりません．デリカシーがないと，思いやりをもって相手の気持ちを慮ることができない．

これらの資質が精神療法家にとって必要な精神のまとまりをつくっているのです．逆に，そういう人の語る動機は，納得できるものだと思われます．

治療者自身の悩み，神経症的葛藤，抑うつ体験

精神療法家とはいえ，自分自身の悩みを避けて通ることはできません．

神経症的葛藤や抑うつを体験することもあるでしょう．フロイトですら神経症（外出恐怖症）になった．昔から，優秀といわれる精神療法家の中には，精神的に不安定になった体験をもつ人が結構います．

ただ，フロイトは，友人であるフリースに自分のことを文通で正直に語り，自己分析をしていくことで神経症を治していきました．自分の神経症を洞察していったのです．これはフロイトに限ったことではなく，治療する側の人間には，自分の葛藤に対しても真摯に解決していこうとする姿勢が大事だということです．

患者さんのペシミスティックな面に対する対応

人間にはペシミスティック（悲観的・厭世的）なところがあります．治療者は，それを受け止められなければいけない．怖いと思うことは，人間誰しもある．そういう面に向かい合ったとき，楽観的すぎる人は精神療法家には向いていません．治療者は，やはり思慮深くなければいけないのです．傷つかないように患者さんの暗い面を認めてあげられる幅の広さや懐の深さをもった人でなければ，精神療法家はつとまりにくいです．

葛藤を否認し，自分の中にある葛藤を認めることができない人も，やはり治療者には向かない．葛藤を葛藤として直視する勇気がないと，患者さんと競争して逆転移を起こしやすいからです．また，断定的な態度をとることも患者さんへの態度としては問題があります．

介入衝動のコントロール

患者さんの話を聞いているとき，絶えず介入して説得するのはよくありません．治療者には，介入の衝動に対して自分をコントロールすることが求められます．

仕返しの衝動

治療の中で，患者さんが治療者を批判したり，治療者に憎しみを抱く

コーヒーブレイク　ある精神医学者の精神分析治療理解

　わが国の精神医学はもともとドイツの精神病理学と脳病理学に基づいて発展してきた歴史があります．主な対象は精神病でした．戦前，森田正馬教授（慈恵医大）によって神経質治療に森田療法が創始され，また，アメリカ帰りの丸井清泰教授（東北大）によって精神分析療法が行われました．そして学会を舞台に長い間，相手を厳しく批判するいわゆる丸井-森田論争が繰り広げられました．その論争からは生産的な成果は得られませんでした．

　第二次世界大戦後，社会変化に伴っていろいろな神経症が多発し，精神科を訪れる人々が急増しました．他方，アメリカからは精神分析についての情報が伝えられ，精神科医の関心も高まり，全国のいくつかの大学を中心に精神分析研究会が開かれました．そうした動きを背景に，1955年に国際精神分析協会の構成団体としての日本精神分析協会が，そしてまた，国内の精神分析ないしは力動的精神療法を普及発展させる目的で日本精神分析学会が組織されました．両者はお互い緊密な協力関係のもと，発展を続けています．

　私がかつて所属していた九州大学精神科は，精神分析治療研究のひとつの拠点でした．当時の教授は，若かった私どもの精神分析治療をどのように見ておられたか．次にその要約を記載します．

　「治療の場における治療者と患者の関係はおたがいに渾身の力をこめてぶつかりあっているような感じである．またそのような状況があらわれないと治療はすすまない．こうした特殊な人間関係のなかでの自分の体験，治療者からの取りこみ，治療者を対象に異常な精神エネルギーの放出によって，パーソナリティ内部の力動をふくんで退行から統制自我へともどる時期に解釈が与えられるとそれを受け入れるようになる．解釈が先に与えられるといわゆる知的洞察になってしまう．わたくしには森田療法でも退行，治療者の介入，取り入れのこの原理の外にでるものではないと考えている」

　（桜井図南男．神経症．＜異常心理学講座8＞精神病理学．東京：みすず書房；1968．pp1-82．より抜粋）

　ちなみに当時の桜井図南男教授は精神科臨床で「面接の達人」といわれる方でした．それは，先生が精神科疾患を個人の体験する状況に対する心身反応と見ておられたからと思われます．

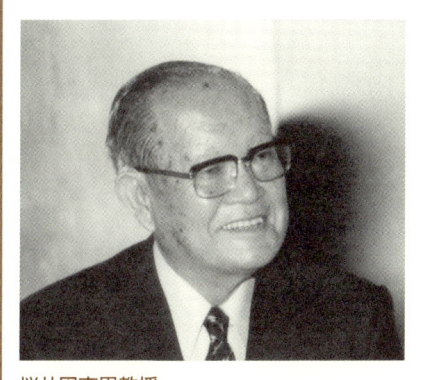

桜井図南男教授

ことはよくあります．重症のパーソナリティ障害の患者さんに罵倒されるようなこともしばしばある．それを，受け止められるかどうか．言い返してやろうという「仕返しの衝動」を起こさずに，相手が何か言ったときにそれをじっと受け止められるかどうかが，治療者の大きな資質の一つになります．

直観と創造

治療者には患者さんを理解する「直観」が必要です．人間の不安を理解する直観といったものですね．それは，治療を通して真実に触れる体験をしている過程で治療者に備わってくるものと思われます．これは人間の非常に大事な面なんですね．そして，新しいものをつくっていこうという「創造」の意欲も大切です．

■文献

1) Abraham K（1969, 1971）／下坂幸三，前野光弘，大野美都子（訳）．アーブラハム論文集―抑うつ・強迫・去勢の精神分析．東京：岩崎学術出版；1993．

2) Anderson R（ed, 1992）／小此木啓吾（監訳），衣笠隆幸（解題）．クラインとビオンの臨床講義．東京：岩崎学術出版；1996．

3) Balint M（1968）／中井久夫（訳）．治療論からみた退行―基底欠損の精神分析．東京：金剛出版；1978．

4) Bateman A, Fonagy P（2004）／狩野力八郎，白波瀬丈一郎（訳）．メンタライゼーションと境界パーソナリティ障害―MBTが拓く精神分析的精神療法の新たな展開．東京：岩崎学術出版；2008．

5) Brenner C. Psychoanalytic Technique and Psychic Conflict. New York : International Universities Press ; 1976.

6) Deutsch H. Some forms of emotional disturbance and their relationship to schizophrenia. 1942. *Psychoanal Q* **11** : 301-321, 1992.

7) Ekstein R, Wallerstein RS. The Teaching and Learning of Psychotherapy. New York : Basic Books ; 1958.

8) Fine R. The Healing of the Mind : The Technique of Psychoanalytic Psychotherapy. New York : The Free Press ; 1982.

9) Freud S, Breuer J（1893-1895）／懸田克躬（訳）．〈フロイト著作集7〉ヒステリー研究他．京都：人文書院；1974．pp5-229．

10) Freud S（1900）／高橋義孝（訳）．〈フロイト著作集2〉夢判断．京都：人文書院；1968．pp7-507．

11) Freud S（1901）／懸田克躬，ほか（訳）．〈フロイト著作集4〉日常生活の精神病理学他．京都：人文書院；1970．pp5-236．

12) Freud S（1905）／細木照敏，飯田真（訳）．あるヒステリー患者の分析の断片．〈フロイト著作集5〉性欲論　症例研究．京都：人文書院；1969．pp276-366．

13) Freud S（1909）／小此木啓吾（訳）．強迫神経症の一症例に関する考察．〈フロイト著作集9〉技法・症例篇．京都：人文書院；1983．pp213-282．

14) Freud S（1910）／小此木啓吾（訳）．「乱暴な」分析について．〈フロイト著作集9〉技法・症例篇．京都：人文書院；1983．pp55-61．

15) Freud S（1912）／小此木啓吾（訳）．転移の力動性について．〈フロイト著作集9〉技法・症例篇．京都：人文書院；1983．pp68-77．

16）Freud S（1914）／野田倬（訳）．精神分析運動史．〈フロイト著作集 10〉文学・思想篇 I. 京都：人文書院；1983．pp255-310.
17）Freud S（1914）／小此木啓吾（訳）．想起，反復，徹底操作．〈フロイト著作集 6〉自我論・不安本能論．京都：人文書院；1970．pp49-58.
18）Freud S（1917）／井村恒郎（訳）．悲哀とメランコリー．〈フロイト著作集 6〉自我論・不安本能論．京都：人文書院；1970．pp137-149.
19）Freud S（1918）／小此木啓吾（訳），ある幼児期神経症の病歴より．〈フロイト著作集 9〉技法・症例篇．京都：人文書院；1983．pp348-454.
20）Freud S（1920）／小此木啓吾（訳）．快感原則の彼岸．〈フロイト著作集 6〉自我論・不安本能論．京都：人文書院；1970．pp150-194.
21）Freud S（1923）／小此木啓吾（訳）．自我とエス．〈フロイト著作集 6〉自我論・不安本能論．京都：人文書院；1970．pp263-299.
22）Freud S（1923）／Remarks on the theory and practice of dream-interpretation. The Standard Edition of the Complete Psychological Works of Sigmund Freud Vol. 19. London：Hogarth Press and The Institute of Psychoanalysis；1961. pp109-121.
23）Freud S（1926）／井村恒郎（訳）．制止，症状，不安．〈フロイト著作集 6〉自我論・不安本能論．京都：人文書院；1970．pp320-376.
24）Freud S（1933）／懸田克躬，高橋義孝（訳）．精神分析入門（続）．〈フロイト著作集 1〉精神分析入門（正・続）．京都：人文書院；1971．pp387-536.
25）Freud S（1937）／馬場謙一（訳）．終りある分析と終りなき分析．〈フロイト著作集 6〉自我論・不安本能論．京都：人文書院；1970．pp377-413.
26）Fromm-Reichmann F（1950）／阪本健二（訳）．積極的心理療法—その理論と技法．東京：誠信書房；1964.
27）Gill M. Analysis of Transference 1&2：Theory of Technique. New York：International Universities Press；1982.
28）Gitelson M. The curative factors in psycho-analysis：The first phase of psycho-analysis. *Int J Psychoanal* **43**：194-205, 1962.
29）Glover E. The Technique of Psycho-analysis. London：Bailliere, Tindall & Cox；1955.
30）Greenson R. The Technique and Practice of Psychoanalysis. New York：International Universities Press；1967.
31）Grinberg L. On a specific aspect of countertransference due to the patient's projective identification. *Int J Psychoanal* **43**：436-440, 1962.

32) Grinberg L, Sor D, Bianchedi ET（1977）／高橋哲郎（訳）. ビオン入門. 東京：岩崎学術出版；1982.
33) Grinker R, et al. The Borderline Syndrome : A Behavioral Study of Ego-Functions. New York : Basic Books ; 1968.
34) Heimann P. On countertransference. *Int J Psychoanal* **31** : 81-84, 1950.
35) Horney K. The problem of negative therapeutic reaction. 1936. *Psychoanal Q* **5** : 29-44, 1933.
36) Kernberg OF（1984）／西園昌久（監訳）. 重症パーソナリティ障害―精神療法的方略. 東京：岩崎学術出版；1996.
37) 駒田信二. 新編　対の思想―中国文学と日本文学. 東京：岩波書店；1992.
38) Kotin J. Getting Started : An Introduction to Dynamic Psychotherapy. New York : J. Aronson ; 1995.
39) Langs R. The Technique of Psychoanalytic Psychotherapy Vol. 2. New York : J. Aronson ; 1974.
40) Luborsky L（1984）／竹友安彦（監訳）. 精神分析的精神療法の原則―支持・表出法マニュアル. 東京：岩崎学術出版；1990.
41) Luborsky L, et al. Who will Benefit from Psychotherapy? : Predicting Therapeutic Outcomes. New York : Basic Books ; 1988.
42) Mahler M, Furer M. On Human Symbiosis and the Vicissitudes of Individuation. New York : International Universities Press ; 1968.
43) Mahony PJ（1996）／鈴木ありさ，塙美由貴（訳）. ああ！かわいそうなドラ―みんな彼女の病気を知っていたのに. 精神分析研究 **41**（2）: 102-103, 1997.
44) Masserman JH. Presidential address : The future of psychiatry as a scientific and humanitarian discipline in a changing world. *Am J Psychiatry* **136** : 1013-1019, 1979.
45) Modell AH. Other Times, Other Realities : Toward a Theory of Psychoanalytic Treatment. Cambridge : Harvard Univ Press ; 1990／福井敏ほか（訳）. 記憶と治療過程. 西園昌久（監修），今日の精神分析. 東京：金剛出版；1993. pp131-146.
46) 西園昌久，村田豊久，神田橋條治. 各種精神療法における治療像. 精神療法研究 **1**（2）: 45-57, 1969.
47) 西園昌久. 精神分析の技法と症例.〈現代精神医学大系 5A〉精神科治療学 I. 東京：中山書店；1978. pp122-152.

48）西園昌久．精神分析治療の展開．東京：金剛出版；1983．
49）西園昌久．精神分析治療の進歩．東京：金剛出版；1988．
50）西園昌久．精神科治療法の再評価．〈現代精神医学大系　年刊版〉'90．東京：中山書店；1990．pp159-175．
51）西園昌久（監修）．今日の精神分析．東京：金剛出版；1993．
52）西園昌久．S. フェレンツィ―ハンガリー・アナリストグループを含めて．イマゴー 7（3）：26-31, 1996．
53）西園昌久．精神分析技法の要諦．東京：金剛出版；1999．
54）西園昌久．〈西園精神療法ゼミナール ①〉精神療法入門．東京：中山書店；2010．
55）小此木啓吾．治療構造論序説．岩崎徹也ほか（編），治療構造論．東京：岩崎学術出版；1990．pp1-44．
56）小此木啓吾．精神分析のすすめ―わが国におけるその成り立ちと展望．東京：創元社；2003．
57）Padel H（1980）／対象関係理論からみた転移．西園昌久（監修），今日の精神分析．東京：金剛出版；1993．pp11-35．
58）Racker H. A contribution to the problem of counter-transference. *Int J Psychoanal* **34**：313-324, 1953．
59）Richter HE（1979）／森田孝，内藤恵子，光末紀子，星野純子（訳）．神コンプレックス．東京：白水社；1990．
60）Reviere J. A contribution to the analysis of the negative therapeutic reaction. *Int J Psychoanal* **17**：304-320, 1936．
61）Searles HF. The patient as therapist to his analyst. In：Giovacchini P（ed）, Tactics and Techniques in Psychoanalytical Therapy. New York：Jason Aronson；1975. pp95-151．
62）Sterba RF. The Fate of the Ego in Analytic Therapy. *Int J Psychoanal* **15**：117-126, 1934．
63）Strachey J. The nature of the therapeutic action of psychoanalysis. *Int J Psychoanal* **15**：127-159, 1934．
64）Symington J, Symington N（1996）／森茂起（訳）．ビオン臨床入門．東京：金剛出版；2003．
65）Thomä H, Kächele H. Psychoanalytic Practice 1 Principles. Berlin：Springer-Verlag；1987．

66) Waelder R. Basic Theory of Psychoanalysis. New York : Shocken Books ; 1960.
67) Weber J, et al. Factors associated with the outcome of psychoanalysis ; Report of the Columbia Psychoanalytic Center research project. *Int Rev Psycho Anal* **12** : 251-262, 1985.
68) Winnicott DW（1965）／牛島定信（訳）. 情緒発達の精神分析理論—自我の芽ばえと母なるもの. 東京：岩崎学術出版；1977.
69) Zetzel ER. Current concepts of transference. *Int J Psychoanal* **37** : 369-376, 1956.

（一部文献は省略し，それを引用解説した著者の他の著書を記載した）

おわりに

　このところ，わが国の精神科医療ニーズは非常にたかまりを見せている．これは発達国を中心とした世界的現象である．国際比較上でとかく批判の多いわが国の精神保健医療政策も抜本的改革を実現することなしには，この増大する精神科医療ニーズに応えきれないと考えられる．それと同時に，精神科医療の担当者である精神科医をはじめコ・メディカルの資質をたかめることが求められる．

　「証拠に基づく医学」の理念は正しいにしても，「証拠を求めやすい診断と治療法」に偏って精神医学そのものがパターン化している事実はないであろうか．私がいただいたこの年の年賀状に，「今のままで，裁判員裁判の求めるものに精神医学は応えきれるだろうか」と憂慮された心情をある大学の名誉教授が書かれていた．

　最近着の世界精神医学会の機関誌（World Psychiatry, 9(3): 155-161, 2010）には，スイス・ベルン大学のG. Hasler教授が，「うつ病の病態生理学：私どもは臨床家の関心に応え得るしっかりした証拠を持ちあわせているだろうか？」と題する論文（Pathophysiology of depression: do we have any solid evidence of interest to clinicians?）を寄せている．その中で"これまでの研究から見て，うつ病の遺伝要因は30～40％，残りの60～70％は，個人的，特異的環境要因である．これらは，子ども時代の好ましくない出来事や現在進行している，あるいは，最近，体験した対人関係によるストレスなどである．また，これらには性虐待，これまでの心的トラウマ，低い社会的支持，結婚問題，離婚などが含まれる．これらの事実は，うつ病の治療に対人関係療法，力動的精神療法，認知行動療法を行うことが妥当であることを示している．また，うつ病のストレス感受性は部分的には，性別特異性があり，特に男性では離婚，

別離,仕事上の困難,女性では社会的ネットワークでの出来事,例えば,友だちとの関係,また,重篤な病気,死などに感受性が高い."と論じている.論文名から想像すると Hasler 教授は生物学的精神医学あるいはそれ寄りの人であろう.その人にしてこのような見解である.うつ病の成因とそれにふさわしい治療法の選択は何もうつ病に限ったことではない.精神疾患あるいは精神障害を生物-心理-社会的視点で理解し,個々の患者にふさわしい治療の組みたてをせねばならないのである.その際,精神療法についての学習,訓練は本来,きわめて重要なことで不可欠なのである.

ヨーロッパ連合(EU)における精神科専門医教育における精神療法の位置づけについては,前刊『精神療法入門』で簡単ではあったが紹介した.隣国,韓国の精神科専門医教育は他科専門医と同じく,国の医師法で定められている.しかも必須履修科目の内容がかなり具体的に定められている.その中で精神療法は,1年次から4年次まで学習することが求められている.

私は韓国の関秉根先生と協力して,2000年から毎年,福岡とソウルとで交互に「日韓両国の若い精神科医のための合同研修会」を行っている.相互学習を通じて国の違いを越えて友情とともに精神医学への理解が深まっていくのを実感している.ただ,「症例検討」になると彼我の理解の深さのちがいが歴然としてくるのである.とうとう,数年前の福岡での合同研修会の総括のための全体集会で,韓国の女性精神科医から,"精神科医として毎日やっている自分の患者との治療の中での転移-逆転移の大事さ,そのおもしろさを日本の皆さんも味わって欲しい"と励まされる始末になった.その後,大韓民国精神医学会の英文雑誌に,「韓国の精神科レジデント教育における"インテンシブ精神療法訓練"のプログラム実態調査」と題する論文(San Min Lee, Gon Ho Hahn, Won Hae Lee, et al; Intensive Psychotherapy Training in Korean Residency Program, *Psychiatry Investigation*, (*Korea*) 5(4): 221-227, 2008)を見出した.それによると,韓国全土の4年次精神科レジデント126名を対象に

郵送によるアンケート調査が行われ,以下のように報告されている.（回答率51.5%）

　　　インテンシブ精神療法を受けている担当患者数　　4.9 ± 3.8
　　　69.4%が洞察療法
　　　1人あたり精神療法の回数　　　　　　　　　　　26.2 ± 20.1
　　　スーパービジョンを受けているもの　　　　　　　69.8%
　　　スーパービジョンの平均回数　　　　　　　　　　9.2 ± 10.5
　　　その増加を望んでいるもの　　　　　　　　　　　58.7%
　　　結論；施設によって精神療法の種類，患者数，スーパービジョン
　　　　　　もいろいろなので，よりよい精神療法研修プログラムがつ
　　　　　　くりだされることが期待される．

　スーパービジョンのもとでの洞察療法が必須なのか,詳らかでないが,上記合同研修会出席者からは，勤務先病院にスーパーバイザーが得られない時は，他の病院に求めるという発言があったところから考えると必須あるいはそれに近いのであろう．また，スーパーバイザーは関連精神療法学会から専門医教育にかかわるスーパーバイザーとして認定を受けている人に限られているという．

　翻って，わが国の現状を考えると，日本精神神経学会専門医制度が発足したが，韓国とちがって任意の制度であり，本人の意志と学習環境に依存するところが大きい．私どもの「精神療法講座」が一つの刺激になればと期待している．

西園昌久

索　引

欧

acting-in　25, 94
acting-out　25, 94
alloplastic defense　149
clarification　176
confrontation　119, 175
containment　81
Dreaming　117
floating transference　87
here & now　46, 116, 210
interpretation　178
manic defences　195
manipulation　171
mentalization　45, 107
micropsychosis　217
Rapport　74
Recycling　74
Relief　74
Reorientation　74
Reputation　74
Review　74
there & then　210
We-ness　38

あ行

アーブラハム（Abraham, K.）　32
『あるヒステリー患者の分析の断片』　9, 14
暗示　75, 170
アンナ・フロイト（Anna Freud）　37

怒り　81

池田数好　201
医原性症候群　215
イソミタールインタビュー　174
一次過程　45
一者心理学　32
イド　165, 192
イド抵抗　145
陰性治療反応　79, 92, 189, 214
陰性転移　92, 109, 138
隠蔽記憶　13

ウィニコット（Winnicott, D. W.）　36, 60, 158, 166

エス　165
エディプス・コンプレックス　84
エミーの症例　10
エリザベートの症例　13
エンパシー　87

狼男の症例　112
オグデン（Ogden, T. H.）　37
小此木啓吾　62, 71

か行

カーンバーグ（Kernberg, O. F.）　42
快感原則　33, 54
『快感原則の彼岸』　165
解釈　118, 120, 162, 178, 211
介入　118
介入衝動のコントロール　222
外面的治療構造　62

海洋感情　57
火事の夢　17
カタリーナの症例　12
カタルシス　88, 168
葛藤　140
可能性空間　35, 60, 158
観察する自我　53, 88, 136
患者さんを受け止めるための訓練　184
間主観性精神分析　36, 169

記憶の書き換え　80
器官言語　24
聴き入る　211
ギッテルソン（Gitelson, M.）　88
逆転移　39, 91, 129, 151, 153, 157, 210
強迫症状　67
『強迫神経症の一例に関する考察』　137
禁欲規則　209

クライン派精神分析　34
グリーナッカー（Greenacre, P.）　149
グリーンソン（Greenson, R.）　55, 167
グリンカー（Grinker, R.）　47

ケヘレ（Kächele, H.）　76
顕在夢　116
現実原則　54
幻想　96
現代葛藤理論　37

口愛期　93
口愛サディズム期　93
構造的面接　42, 188
構造論　165
構造論的アプローチ　164
行動化　121, 146, 195, 217
行動化への治療的対応　151
行動する自我　53
肛門愛性格　68

合理的転移　138
古澤平作　53
固着点力動　213
コチン（Kotin, J.）　74
古典的精神分析　198
コフート（Kohut, H.）　36
コンフロンテーション　119, 175

さ行

催眠カタルシス　170, 172
作業同盟　55
桜井図南男　223

ジアゼパムインタビュー　174
仕返しの衝動　222
自我心理学　37, 140
自我抵抗　145
『自我とエス』　165
時間遅れの反応　161
弛緩療法　32
自己愛（性）神経症　89, 139
自己受容　193
事後性　12, 29
自己の構造化　95
自殺予防のための面接技法　218
自傷行為　152
自他の融合感　193
疾病利得　25, 189
疾病利得抵抗　145
修正感情体験　141, 170
収納　81
自由連想法　13, 96
準定型夢　114
症状行為　148
情緒的接触　87
情動の調律　106
情動の発達　107
人格発達モデル　207

神経症的転移　153
診断アセスメント　188, 208

ステルバ（Sterba, R.）　53
ストラチィー（Strachey, J.）　180, 211
ストレンジャー感情　87
ストロロウ（Stolorow, R.）　37

性愛化転移　101, 138, 209
精神分析における治療的介入　161
精神分析の治療頻度　97
精神療法の経過　188, 207
精神療法の治療転帰　196
精神療法の転帰　197
性の問題　83
セクシャル・ミスコンタクト　52
ゼッチェル（Zetzel, E. R.）　54
前意識　177
前額法　10
潜在夢　116

相互滲透渾然体　160
創造　224
躁的防衛　195

た行

退行　195
退行現象　95
対象関係論　35, 117
対象恒常性　106
対象喪失　80
他者修正的防衛　149
男根羨望　26

中核葛藤テーマ　77, 208, 213
中立性　51
治癒要因　71
超自我抵抗　145

直接暗示　170
直面化　59, 119, 161, 175, 211
直観　224
治療経過　75
治療契約　135
治療構造　43, 61, 208
治療構造論　62
治療者の困難性　182
治療者のジレンマ　162
治療終結　187
治療終結の基準　124
治療終結の準備　123, 195
治療成果の評価　190
治療的能動性　167
治療動機　208
治療同盟　42, 54, 135
治療の目標　208
治療の約束　208
治療要因　71
治療をやめる判断　190

定型夢　114
抵抗　120, 144
抵抗解釈　179
徹底操作　73, 85, 121, 133, 139, 162, 164, 181, 190, 207, 211
転移　24, 129, 133, 136, 210
転移解釈　179
転移(性)神経症　25, 88, 89, 139
転移性精神病　101
転移性治癒　76, 77, 207
転移性恋愛　101, 217
転移抵抗　145

投影同一化　81, 159, 191
洞察　73
洞察療法　191
トーメ（Thomä, H.）　76
閉ざされた質問　59

ドラの症例　14, 112

な行

内省　116
内面的治療構造　63
内容解釈　179

憎しみの要素　137
二次過程　45
二者心理学　32

ネズミ男の症例　137

は行

パーソナリティ構造論　21
ハイマン（Heimann, P.）　157
恥の文化　82
8か月の不安　149
パデル（Padel, J.）　117
ハネムーンフェース　77
バリント（Balint, M.）　160
反復強迫　133, 190

悲哀の仕事　12, 85, 190
ビオン（Bion, W.R.）　34
非言語的なコミュニケーション　151
非指示的カウンセリング　178
『ヒステリー研究』　10
ヒステロデプレッション　49
否定的治療反応　79
非分析的アプローチ　167
開かれた質問　59

ファンタジー　96
フェニッヘル（Fenichel, O.）　148
フェレンツィ（Ferenczi, S.）　31, 211
不潔恐怖　70

父性性　167
浮動する転移　87
プレジャー・プリンシプル　55
ブロイエル（Breuer, J.）　9
フロイト（Freud, S.）　9, 51
フロイトの抵抗論　144
フロイトの夢解釈　112
分析的アプローチ　175
分離−個体化論　150

防衛機制　70
ボーダーライン　47
ボーダーラインパーソナリティ障害の概念　48
ホールディング　87
ポテンシャル・スペース　158
ホナーギー（Fonagy, P.）　108

ま行

マーラー（Mahler, M.）　150
マイクロサイコシス　217, 219
マッサーマン（Masserman, J.）　74
マニピュレーション　171
ママの手紙の夢　17

三日うつ病　129

無意識　177
無意識的欲動　165
無意識内容の意識化　163

明確化　59, 119, 162, 176, 211
メタサイコロジー　20
メラニー・クライン（Melanie Klein）　34
メンタライゼーション　45, 107

モーニングワーク　12, 85, 190
持ち越された転移　217

喪の作業　12, 85, 190
森田療法　201

や行

『夢解釈の理論と実際に関する覚え書き』
　　　118
夢の解釈　111, 113
夢判断　9

『よいヒステリー』　54
幼児期体験の再構成　192
陽性感情　87
陽性転移　109, 138
抑圧抵抗　144

ら行

ラッカー（Racker, H.）　157
ラポール　87

リアリティ・プリンシプル　55
力動的アプローチ　163
力動(的)精神療法　97, 198

ルーシーの症例　10
ルボルスキー（Luborsky, L.）　197

わ行

ワークスルー　73, 85, 121, 133, 139, 162, 164, 181, 190, 207, 211

著者プロフィール

西園 昌久（にしぞの まさひさ）

1928 年　福岡県生まれ
1953 年　九州大学医学部卒業
1971 年　九州大学医学部助教授（精神医学）
1973 年　福岡大学医学部教授（1999 年まで）
　　　　その間，医学部長 5 期 10 年
1993 年　WHO 協力センター（福岡大学）所長（2001 年まで）
1999 年　福岡大学名誉教授
　　　　心理社会的精神医学研究所　開設

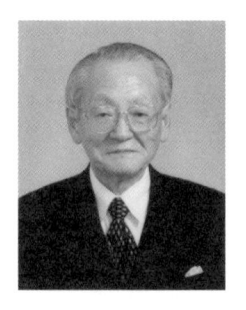

この間，日本精神神経学会，日本精神分析学会，西太平洋地域医学教育連合，環太平洋精神科医会議，アジア児童思春期精神医学会，多文化間精神医学会，日本精神分析協会の会長歴任
現在，SST 普及協会，PPST 研究会　会長

[主な編著書]
『薬物精神療法』（医学書院）
『新しい精神医学と看護』（医学書院）
『精神分析治療の展開』（金剛出版）
『精神分析を語る』（岩崎学術出版）
『ライフサイクル精神医学』（医学書院）
『精神分析治療の進歩』（金剛出版）
『専門医のための精神医学』（医学書院）
『環太平洋諸国と 21 世紀精神医学』（金剛出版）
『精神分析技法の要諦』（金剛出版）
『精神医学の現在』（中山書店）

[受賞学術賞など]
1990 年 10 月 20 日　日本精神分析学会賞（古澤賞）
1996 年 10 月 3 日　1996 Alexander Gralnick Award for Excellence for Promoting Psychosocial Rehabilitation（アメリカ心理社会的リハビリテーション学会）
1999 年 7 月 29 日　日本医学教育学会医学教育賞（牛場賞）
2001 年 2 月 17 日　多文化間精神医学会賞
2003 年 5 月 22 日　アメリカ精神医学会 Kun-Po Soo Award
2009 年 9 月 30 日　世界文化精神医学会 Life Achievement Award

西園精神療法ゼミナール2　力動的精神療法

2011年4月20日　初版第1刷発行　　検印省略

著　者	西園昌久
発行者	平田　直
発行所	株式会社 中山書店

〒113-8666　東京都文京区白山1-25-14
TEL03-3813-1100（代表）　振替 00130-5-196565
http://www.nakayamashoten.co.jp/

装　丁	木村　凛
編集協力	浅岡雅子
印刷・製本	株式会社 双文社印刷

© Nishizono Masahisa 2011
Published by Nakayama Shoten Co.,Ltd. Printed in Japan
ISBN 978-4-521-73363-0

落丁・乱丁の場合はお取り替え致します。

本書の複製権・上映権・譲渡権・公衆送信権（送信可能化権を含む）は株式会社中山書店が保有します。
JCOPY <㈳出版者著作権管理機構 委託出版物>
本書の無断複写は著作権法上での例外を除き禁じられています。複写される場合は、そのつど事前に、㈳出版者著作権管理機構（電話 03-3513-6969, FAX 03-3513-6979, e-mail : info@jcopy.or.jp）の許諾を得てください。

精神療法をはじめるとき・途中で迷ったときの指南の書

西園精神療法ゼミナール ❶

精神療法入門

著●西園昌久
(福岡大学名誉教授／心理社会的精神医学研究所所長)

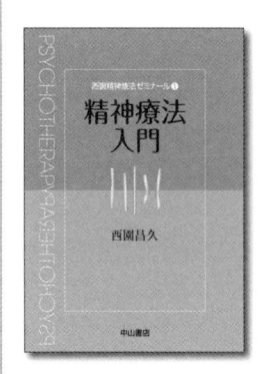

わが国の精神分析療法の第一人者である著者が1999年から11年来継続して開催している「精神療法講座」の講義内容を書籍化. 症例検討・質疑応答など, 臨床の現場に即した内容は, 精神療法の入門書として最適.〈コーヒーブレイク〉では参考書籍や海外の精神療法事情などを紹介している.

A5判／並製／144頁／定価2,940円(本体2,800円+税)

ISBN978-4-521-73223-7

CONTENTS

1時限目● 精神療法とは何か
2時限目● 精神療法の治療メカニズム
3時限目● 診断アセスメント
4時限目● 治療法の選択

〈コーヒーブレイク〉
『ニーチェが泣くとき』
(I・D・ヤーロム)
森田療法
アイゼンクとマラン
ウォルバーグ
『私とは何か』(上田閑照)

バイラントの防衛機制
エディプスコンプレックス
自我心理学
ある思春期患者に対するフロイトの治療の失敗から学ぶもの
心理劇(サイコドラマ)

中山書店　〒113-8666 東京都文京区白山1-25-14　TEL 03-3813-1100　FAX 03-3816-1015
http://www.nakayamashoten.co.jp/